術前術後ケアの疑問、3分で解説します！

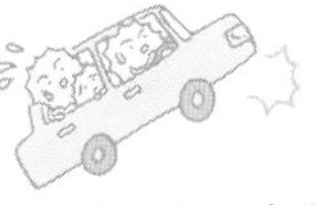

久保健太郎 著
地方独立行政法人 大阪市民病院機構
大阪市立総合医療センター 医療安全管理部

西口幸雄 医学監修
同 病院長

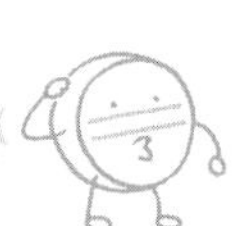
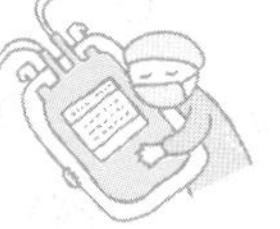
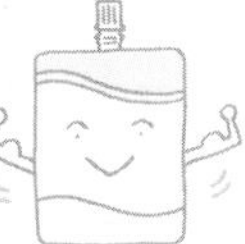
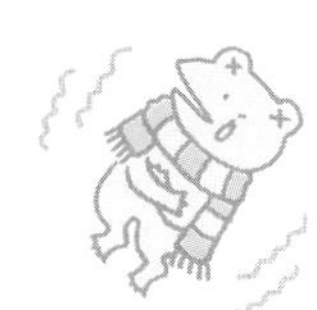
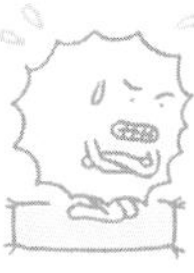
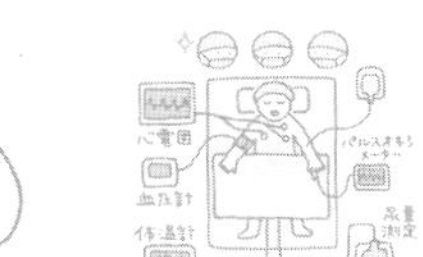
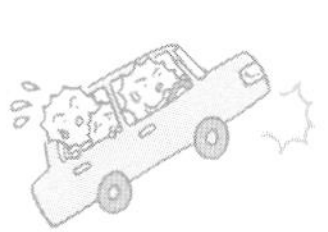
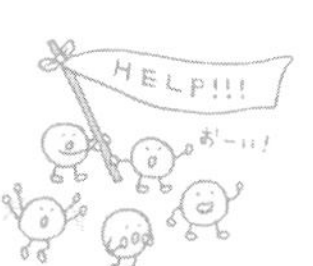

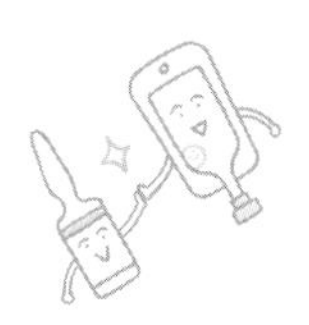

MC メディカ出版

まえがき

この４月で私は看護師歴19年目になりました。最初の３年間は消化器外科病棟、次の４年間は泌尿器科、呼吸器外科、心臓血管外科などの混合外科病棟、そして８年目に現在の病院に移り、そこから８年間消化器外科病棟で働き、現在は医療安全管理部というところで働いています。経歴を見ていただければわかる通り、ずっと外科畑で育ってきました。

私自身もそうでしたし、一緒に働いてきた後輩達を見てきて思うことは、外科ナースは手術の術式とか術後合併症のことは一生懸命勉強するのですが、この本のテーマである術前術後のケアについての勉強が後回しになっている人が多い気がします。私自身が正にそうで、私が新人の頃は、クリニカルパス通りにやっておけばいいやと思っていましたし、それがなぜ行われているのか、ということを考えずにやっていました。そうすると何かイレギュラーなことがあると柔軟に対応できないんですね。それをなぜやっているのか、根拠を知ることで、柔軟に対応することができますし、自分で考えることができるようになるので楽しく仕事をすることができると思います。

今、医療安全の世界では「レジリエンス」という言葉が流行っています。従来の医療安全は、『失敗を減らす』ということに注力してきましたが、それが行き過ぎるあまりに現場がストレスに感じることも少なくありませんでした。最近は『多少のリスクを許容し、トラブルが起こってもリカバーする能力（これをレジリエンスと言います）を高める』ことで患者安全を高めようという考え方が出てきています。しかしトラブルが起こった時にリカバーするためには、それを何のために行っているかを知らなければできないと思いますし、根拠を知ることは安全な医療を提供するためにも重要だと思います。

本書では徹底的にケアの根拠を盛り込んでいます。本書は外科ナースのよくある疑問に回答するというＱ＆Ａ本なんですが、１冊読んでいただくと術前術後に外科ナースが行っている多くのケアの根拠を知ることができると思います。どこから読んでいただいてもわかるようになっていますので、ぜひ、気になる疑問から読んでみて下さい。本書が外科ナースの皆さんの疑問を１つでも解決し、より良い看護、安全な医療に貢献することができれば嬉しく思います。

2024年5月

地方独立行政法人 大阪市民病院機構
大阪市立総合医療センター 医療安全管理部
久保健太郎

術前術後ケアの疑問、3分で解説します！

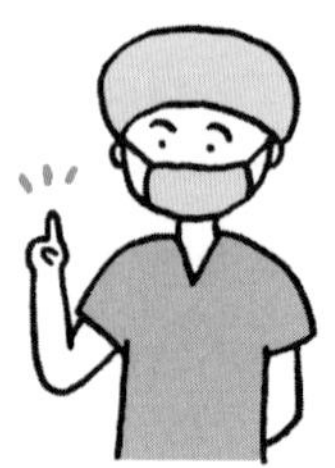

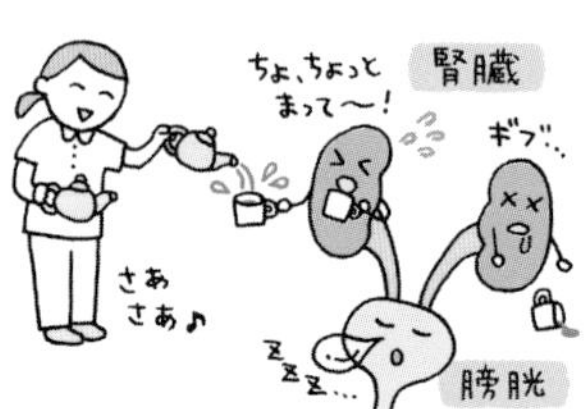

Contents

正しい患者の正しい部位に!!

第2章 術中編

第3章 術後編

第4章 ドレーン編

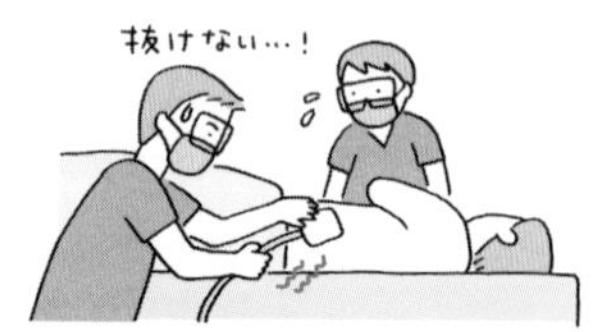

・本書の情報は 2024 年 5 月現在のものです。

・本書に記載している薬剤等の使用にあたっては、必ず最新の添付文書をご確認ください。

・本書の編集・制作に関しては、最新の情報を踏まえ正確を期すよう努めておりますが、本書の記載内容によって不測の事故等が生じた場合、著者および当社はその責を負いかねますことをご了承ください。

第1章

術前編

それは
軽食ではない!

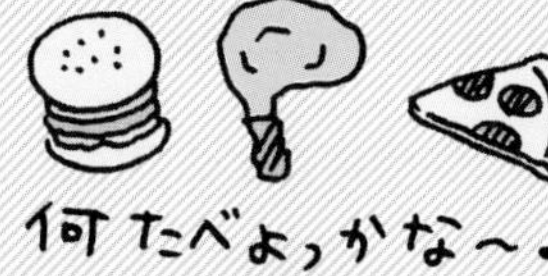

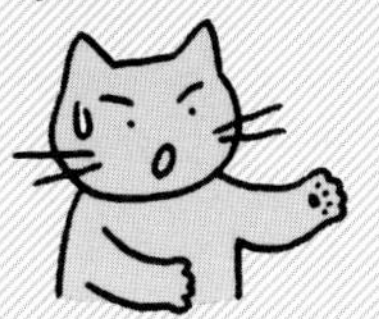

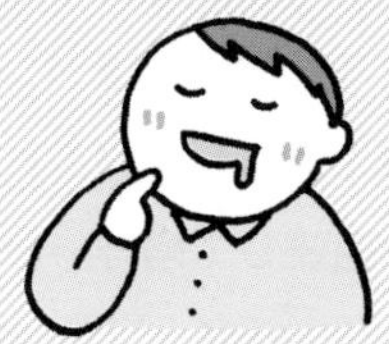

Q
01
手術前はなぜ絶飲食が必要なんでしょうか？

全身麻酔時に胃に食物残渣などがあると、気管挿管する際に胃内容物が逆流し嘔吐や誤嚥を起こすことがあります。これを予防するために手術前には絶飲食が必要になります。

メンデルソン症候群

胃内容物の誤嚥による重篤な誤嚥性肺炎をメンデルソン症候群といいます。よくある誤嚥性肺炎は、高齢者で嚥下機能が低下し唾液などを誤嚥することで起こることが多いですが、胃内容物は消化酵素を含んでおり刺激性が高いため重篤になりやすく、致死率は20〜30%ともいわれています。

ちなみにメンデルソンというのは人の名前で、カーティス・メンデルソン医師のことです。メンデルソン先生は産婦人科医で、妊婦の帝王切開などの際に全身麻酔をかけると誤嚥性肺炎を起こしやすいということを発見しました。なぜ妊婦で起こりやすいかというと、胎児により胃腸が圧迫されて胃内容物が十二指腸に流れるのが遅くなるためです。

なぜ全身麻酔時に嘔吐してしまうのか？

全身麻酔時は気管挿管が必要になります。気管挿管中に低酸素になるのを予防するために、気管挿管の直前には100%の酸素を投与しながらバッグバルブマスクで換気をします。バッグバルブマスクで換気をすると、胃にも空気が入って胃がパンパンに膨らむため、胃に食物残渣が残っていると、食物残渣が逆流して嘔吐→誤嚥となってしまいます。

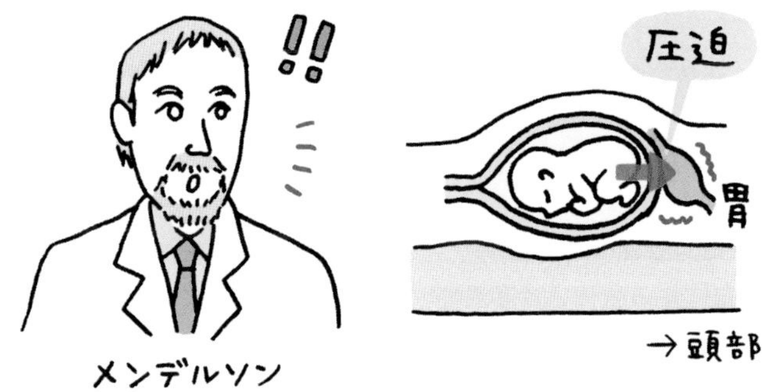

また覚醒状態の患者さんの場合は、嘔吐してもむせること（咳嗽反射）ができるので、嘔吐物が気管に入ることはあまりないですが、全身麻酔時は咳嗽反射が抑制されるため気管に入り誤嚥性肺炎になりやすいのです。

全身麻酔以外の麻酔では絶飲食は必要ない？

全身麻酔だけでなく区域麻酔（硬膜外麻酔、脊髄くも膜下麻酔、末梢神経ブロックなど）や鎮静を要する手術・処置の場合にも絶飲食が必要です。これは、区域麻酔が効きづらかった場合に全身麻酔に移行するケースはありますし、鎮静に関しても意図せず深い鎮静になってしまい、全身麻酔に近い状態になることがあるためです。そのため全身麻酔以外の麻酔であっても全身麻酔に準じた絶飲食が必要になります。

文献

1）日本麻酔科学会．術前絶飲食ガイドライン．2012．https://anesth.or.jp/files/pdf/kangae2.pdf（2024年1月閲覧）

Q 02

手術前の絶飲食は手術の何時間前から行うという決まりはあるのでしょうか？

長時間に及ぶ絶飲食は不要！

全身麻酔時の嘔吐や誤嚥を予防するために、手術前には絶飲食が必要であるということを前稿でお話ししました。ではいつから絶飲食を行ったらいいのかですが、以前は絶飲食時間が長ければ長いほど胃内容物が減るという考えのもと、安全を優先して長めにとられていました。具体的には手術前夜（一般的には食事は夕食まで、飲水は午後10時や午前0時まで）から絶飲食としている施設が多かったと思います。しかし、全身麻酔時の嘔吐や誤嚥を防ぐために、それほど長時間の絶飲食は必要ないということがわかってきました。

絶飲食時間と胃内残量を調べた研究[1)]では、水分は約1時間で胃から小腸に移動し、固形物は食後約3時間で胃から小腸に移動することがわかりました（図1）。

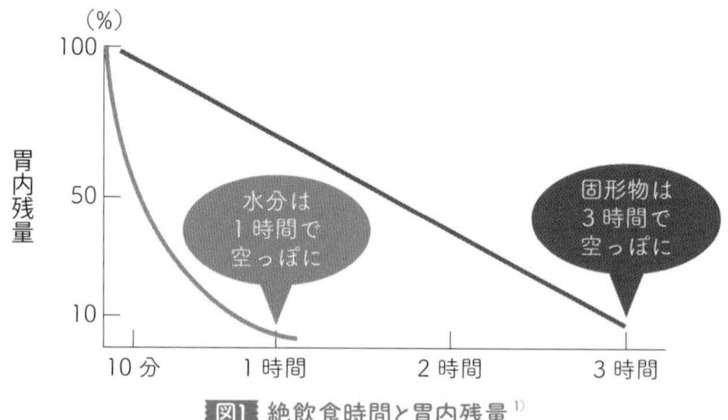

図1 絶飲食時間と胃内残量[1)]

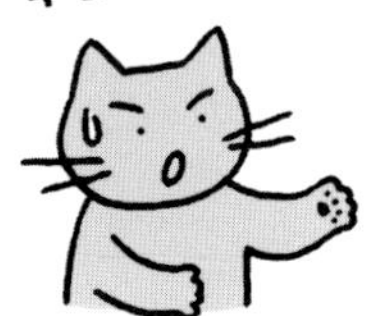

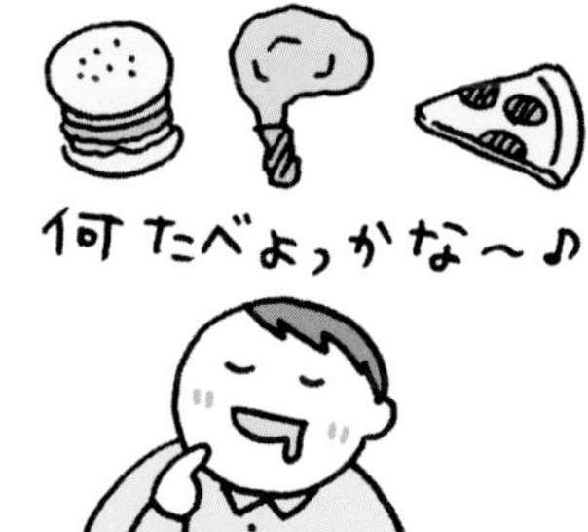

絶飲食は手術時の安全性を向上させるために行いますが、デメリットもあります。絶飲食が長時間に及ぶと患者さんは空腹や口渇などを訴えます。これは患者さんが苦痛に感じるだけの問題ではなくて、低血糖や脱水などの周術期の合併症を引き起こす可能性があるということです。

表1 推奨される絶飲食時間（文献2をもとに作成）

清澄水※	麻酔導入２時間前まで
母乳	麻酔導入４時間前まで
人工乳・牛乳	麻酔導入６時間前まで
固形物	明確な絶食時間を示さない

※水、お茶、果肉を含まない果物ジュース、ミルクを含まないコーヒーなど。

そのため近年では絶飲食時間は最小限にするという考え方が一般的になっています。2012年に日本麻酔科学会が術前絶飲食ガイドライン[2]を公表しました。ガイドラインにおける絶飲食時間の推奨は表1の通りです。

固形物に関しては、液体に比べてエビデンスが不十分なことや、固形食の定義が曖昧で、含まれている栄養素もさまざまであることから「明確な絶食時間を示さない」となりました。ただ欧米のガイドライン[3、4]では、軽食は麻酔導入６時間前までと記載されています。ここでいう軽食とは、バタートーストなどの軽い朝食と書かれており、揚げ物や肉、脂質を多く含む食物の場合は８時間以上空ける必要があります。

文献

1） Søreide, E. et al. Pre-operative fasting guidelines：an update. Acta Anaesthesiol Scand. 49(8), 2005, 1041-7.
2） 日本麻酔科学会．術前絶飲食ガイドライン．2012．https://anesth.or.jp/files/pdf/kangae2.pdf（2024 年 1 月閲覧）
3） Smith, I. et al. Perioperative fasting in adults and children：guidelines from the European Society of Anaesthesiology. Eur J Anaesthesiol. 28(8), 2011, 556-69.
4） American Society of Anesthesiologists Committee. Practice guidelines for preoperative fasting and the use of pharmacologic agents to reduce the risk of pulmonary aspiration：application to healthy patients undergoing elective procedures：an updated report by the American Society of Anesthesiologists Committee on Standards and Practice Parameters. Anesthesiology. 114(3), 2011, 495-511.

Q 03 術前に点滴をするのはなぜでしょうか?

絶飲食中の身体はどんな状態?

麻酔導入時の誤嚥を防止するために術前には絶飲食を行います。最近は絶飲食時間が短くなってきていますが、以前は「術当日の午前0時以降から絶飲食」という指示が一般的でした。術前夜から絶飲食をすると、少なくとも1Lの水分が不足してしまいます。このような脱水状態のまま麻酔をかけると血圧低下をきたします。覚醒時は交感神経の作用で脱水状態でも末梢血管を収縮させて血圧を維持しますが、麻酔をかけると交感神経が抑制されて末梢血管が拡張し血圧低下をきたすのです。そのため術前には脱水にならないように、絶飲食で不足した水分と電解質を補う必要があります。

点滴で水分と電解質をチャージ!

絶飲食によって不足した水分と電解質を補う方法には、点滴する方法と

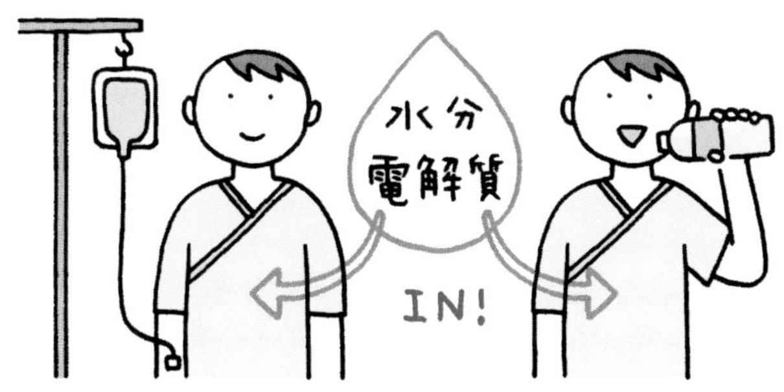

表1 4-2-1 ルール

0～10kg の体重に対して 4mL/kg/ 時 11～20kg の体重に対して 2mL/kg/ 時 21kg を超えた 1kg ごとに 1mL/kg/ 時

例えば 50kg の患者さんの場合は、10kg × 4 + 10kg × 2 + 30kg × 1 = 90mL/ 時。

経口補水液を飲用する方法があります。

点滴する場合は、ソルデム 3A などの維持液（3 号液）や少量のブドウ糖が入ったリンゲル液などで補います。水分と電解質の補給が主で、低血糖や高血糖を起こさない程度の糖分が入った輸液が選択されることが多いです。例外として帝王切開前は母体に過量のブドウ糖を投与すると、新生児の低血糖をきたす恐れがある（胎盤を通過した糖は胎児の血糖値を上昇させインスリン分泌を促し、栄養摂取が確立するまでは低血糖になる）ため、帝王切開前の術前輸液はブドウ糖を含まないものが推奨されています。

輸液量を決めるときには昔から「4-2-1 ルール」というものが用いられています（**表1**）。ただし、消化器外科手術では下剤による前処置で脱水になることが多いため、表の計算式よりも多めに投与します。また現在は術前の絶飲食時間が短くなっており、水分は手術の 2 時間前まで、軽食は 6 時間前までが一般的になっています。このように絶飲食時間が短い場合で、かつ下剤による前処置が行われない場合には、脱水になる可能性は低く、術前の点滴は不要です。

最近では点滴の代わりに OS-1®やアルジネード®ウォーターなどの経口補水液を飲用する、術前経口補水療法を行っている施設も多いと思います。術前経口補水療法については Q05 で詳しく解説します。

Q04 術前に PICC からエルネオパ® を点滴している場合、手術出棟時の点滴はラクテック® などに変更するほうがいいでしょうか？

エルネオパ®というのは高カロリー輸液（total parenteral nutrition：TPN）の 1 つです。術前に TPN を行っていた場合、以前は術前にラクテック®などのリンゲル液に変更することが多かったと思います。術中は手術侵襲によるストレスから高血糖になりやすいため、ブドウ糖を含まない輸液のほうがいいと考えられていたからです。しかし最近ではその考え方は変わってきています。

ブドウ糖の投与で異化を抑制

手術侵襲で高血糖になる理由は、ストレスホルモンがインスリンの分泌を低下させたり、インスリンを効きにくくさせたりし、血液中の糖分が細胞内に取り込まれないためです。その場合、血液中の糖分は増加（血糖値↑）しますが、各組織には糖分が足りていない状態になります。そうなると、身体はタンパク質などを壊して糖分に変換（異化といいます）することで各組織の糖分を補おうとしますが、これによりさらに血糖値が上昇します。そのため最近では、術中にブドウ糖を投与することは異化を抑制し、むしろ高血糖になりにくいことがわかってきました。

点滴を変えるかは手術内容次第

TPN を術中にそのまま投与することもありますが、これは手術の大きさや麻酔科医によって変わってくると思います。小児科領域の調査では、「術前からの TPN をそのまま維持する」が 33%、「エネルギーを半量に

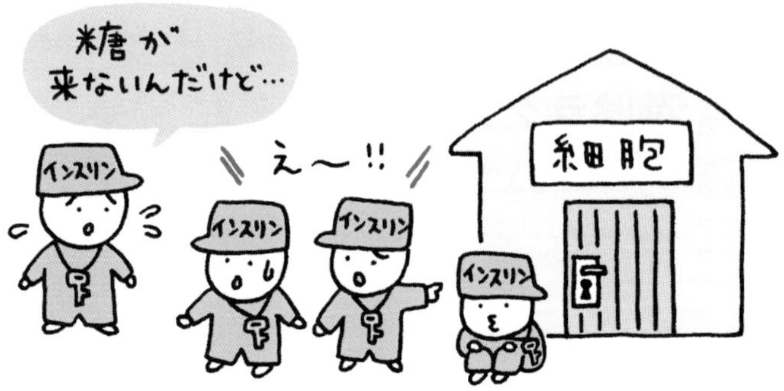

する」が35%、「まったく別の種類の輸液製剤に変更する」が19%という結果でした。ただし手術侵襲が大きくストレスホルモンがたくさん出るような手術の場合は、高血糖になりやすいため、TPNのようにブドウ糖がたくさん入った輸液をそのまま継続することはないと思います。

糖分ゼロへの変更は危険

また手術出棟時にTPNを中止し、糖分ゼロのリンゲル液に変更すると低血糖になる恐れがあります。TPNはブドウ糖がたくさん入っているため、その分インスリンもたくさん出ている状態ですが、TPNを中止して急にブドウ糖の供給が絶たれると、相対的にインスリンの量が多くなり低血糖になります。全身麻酔中は意識を消失させるため、低血糖に気付きにくく、もし低血糖の状態が6時間以上持続すると脳に不可逆的なダメージを引き起こすため、術中の低血糖は避ける必要があります。そのため術中は5%程度の糖分が入ったリンゲル液を投与することが多いです。

文献

1) Ayers, J. et al. Perioperative management of total parenteral nutrition, glucose containing solutions, and intraoperative glucose monitoring in paediatric patients : a survey of clinical practice. Paediatr Anaesth. 11(1), 2001, 41-4.

Q 05 婦人科手術の患者さんに加え、最近では胃がん手術の患者さんも術前日夜と起床時にアクアファン®を飲んでいます。なぜでしょうか？

各経口補水液の投与目的

OS-1®とアクアファン®はどちらも大きなくくりでは経口補水液ですが、実は投与する目的がそれぞれ少し違います。ほかにもアクアソリタ®やアルジネード®ウォーターなどを使用している施設もあると思うので、それらも含めてご説明します。

1 OS-1®やアクアソリタ®

OS-1®とアクアソリタ®は脱水の患者さんに対する経口補水療法として用いられます。いわば「飲む点滴」ですね。具体的には軽度から中等度の脱水症における、水・電解質の補給・維持を目的に使用されます。

術前の患者さんは、絶飲食や腸を空っぽにするために飲む下剤の影響で脱水になりやすいことは、Q03でお話ししました。そのため以前は術前には脱水補正のために点滴を行っていました。最近は点滴の代わりにOS-1®やアクアソリタ®を飲用する術前経口補水療法を行う施設が増えてきました。点滴をOS-1®に置き換えることで、点滴と同じ脱水補正効果を保ちながら、空腹感や口渇感、点滴ルートによる行動の拘束感などが少なくなり患者満足度が高くなった[1)]という報告があります。

2 アクアファン®やアルジネード®ウォーター

アクアファン®は術前専用の経口補水液として開発されました（術前以外にも使用することは可能です）。本書に度々登場するERASガイドライン（☛ column02参照）では「術前に高濃度炭水化物含有液を飲用する」

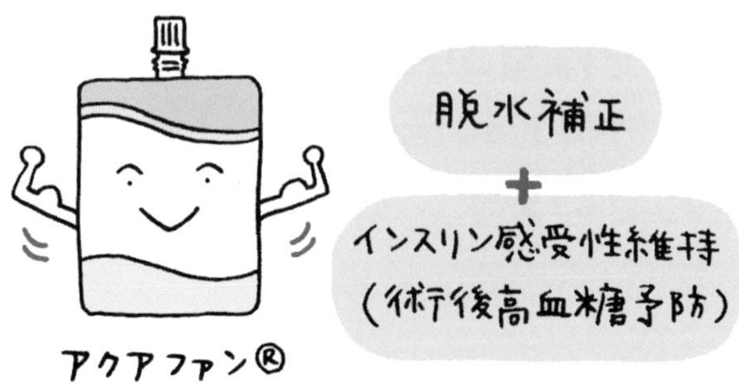

ことを推奨しています[2)]。高濃度炭水化物含有液というのは、12.5%の炭水化物と電解質を含有した飲料です。この飲料を術前夜に800mLと術当日朝の麻酔導入2時間前までに400mL飲用することで、術中の飢餓状態を回避し、インスリン感受性を維持させることで術後高血糖予防に効果があるとされています（インスリン感受性の維持についてはQ04で詳しく説明しています）。海外ではpreOp®という製品がこれにあたるのですが、日本では販売されておらず、アルジネード®ウォーターなどで代用していました。しかしアルジネード®ウォーターにはアミノ酸が入っており、preOp®とは組成が少し違うことから、胃から小腸に流れる時間が延長されたり、強い炎症反応のある時期には高用量のアルギニンは禁忌とされていたりするため、やや使用しにくい印象がありました。最近になりpreOp®とほぼ同じ組成のアクアファン®が発売されたことで、日本でもガイドラインに即した経口補水液の使用が可能になりました（表1）。

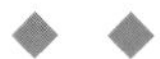

まとめると、OS-1®やアクアソリタ®は術前の脱水補正目的、アクアファン®やアルジネード®ウォーターは脱水補正にプラスしてインスリン感受性を維持し、術後高血糖を予防することを目的に使用されます。

表1 各製品の組成

	OS-1® 100mL あたり	アクアファン® 100mL あたり	アルジネード® ウォーター 100mL あたり	PreOp®（海外） 100mL あたり
エネルギー	10kcal	50kcal	80kcal	50kcal
糖質	2.5g	12.5g	18g	12.6g
アミノ酸	0g	0g	アルギニン 2g	0g
脂質	0g	0g	0g	0g

その他電解質などが各製品に含まれています。

文献

1） Taniguchi, H. et al. Preoperative fluid and electrolyte management with oral rehydration therapy. J Anesth. 23(2), 2009, 222-9.
2） Fearon, KC. et al. Enhanced recovery after surgery：a consensus review of clinical care for patients undergoing colonic resection. Clin Nutr. 24(3), 2005, 466-77.

Q 06

術前のライン確保で使用する留置針は、20G 以上じゃないと絶対にダメですか？

出血リスクが高いなら太めを

術前に末梢静脈ラインを確保する目的は、①術前の絶飲食中の脱水補正、②術中の麻酔薬などの薬剤投与、③術中の大量出血への備えなどがあります。①②の目的だけであれば、太い留置針を挿入する必要はありませんが、③の場合には必要です。

1 術中の死亡原因は出血関連が多い

どんな手術であっても多かれ少なかれ出血します。術中の出血は手術死亡の主要な原因になります（表1）[1)]。術中の出血死の３分の１は待機的手術中の予期しない臓器や血管の損傷によって発生しています[2)]。

2 太い留置針なら急速・大量投与が可能

大量出血で循環血液量減少性ショックになった場合には、輸液やアルブミン製剤、輸血の急速投与を行います。輸液速度は針の太さと長さに規定

表1 手術死亡の原因（文献１をもとに作成）

術前合併症としての出血性ショック	26.2％
手術が原因の大量出血	16.8％
多臓器不全・敗血症	12.8％
循環器系合併症	12.0％

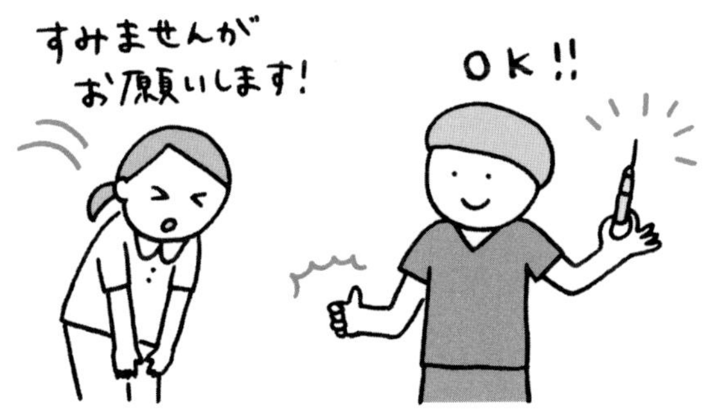

されており、太くて短い針のほうが、急速・大量に投与することができます。これらの理由から出血リスクの高い手術の場合は、太い留置針を選択する必要があります。

WHO のガイドラインでも、「**皮膚切開前に大量出血のリスクに応じて大口径の末梢静脈ラインまたは中心静脈ラインを確保しておく。予想される出血量が成人で 500mL または小児で 7mL/kg 以上であれば、2本の静脈ラインを確保しておく**」ことを推奨しています[3)]。

一般的に大口径とは 16～18G の留置針のことをいいます。口径の太い留置針は 1L の輸液を 10～15 分、赤血球製剤 1 単位を 20 分で投与可能とされています[4)]。しかし実際に病棟で 16～18G の留置針を挿入することはなく、これらは出血リスクが高いと判断された患者さんに手術室で挿入されることがほとんどです。

20G を取るために無理をしない

術中の大量出血に備えて太めの留置針を確保しておくに越したことはありませんが、絶対に 20G でないといけないかというと、そうではありません。脱水の補正や術中の薬剤投与の目的だけであれば 22～24G でも可能です。**最も避けなくてはいけないことは、20G が取れないからといって何度も穿刺して血管をつぶしてしまうこと**です。出血リスクが高く太いルートが必要な場合も、皮膚切開までに確保できればいいので、それは手術室看護師や麻酔科医にお願いしましょう。そのときは「すみませんが……」と一言付け加えておきましょう。

文献

1）日本麻酔科学会 安全委員会 術中の心肺蘇生ガイドライン作成 WG．術中心停止に対するプラクティカルガイド．2021. https://anesth.or.jp/files/pdf/practical_guide_for_central_arrest.pdf（2024 年 1 月閲覧）
2）Irita, K. Risk and crisis management in intraoperative hemorrhage: Human factors in hemorrhagic critical events. Korean J Anesthesiol. 60(3), 2011, 151–60.
3）日本麻酔科学会．WHO 安全な手術のためのガイドライン 2009. 2015. http://www.anesth.or.jp/guide/pdf/20150526guideline.pdf（2024 年 1 月閲覧）
4）MSD. 輸液蘇生（fluid resuscitation）. 2020. https://www.msdmanuals.com/ja-jp/ プロフェッショナル /21- 救命医療 / ショックおよび輸液蘇生 / 輸液蘇生（fluid-resuscitation）（2024 年 1 月閲覧）

Q 07 術前の臍処置って意味はあるのでしょうか？どうやって行えばいいでしょうか？

術前臍処置とは

消化器外科、婦人科など腹部の手術は、臍自体や臍の近くを切開します。臍は皮膚に比べて皮膚常在菌が多く存在することから、臍あか（いわゆる“お臍のごま”）がたまっていると手術部位感染（surgical site infection：SSI）の原因になります。SSI は創部が膿むだけと軽視されることもあります。体表の感染の場合は確かに切開排膿や洗浄だけで治癒することがほとんどですが、深部の感染、すなわち腹腔内の感染だと、抗菌薬の投与や経皮的にドレーン挿入が必要になることがあります。重症化すれば敗血症など致死的になることもあるため、決して軽視してもいい合併症ではありません。SSI を予防するために術前に臍を清潔にすることを目的として、オリブ油などを用いて臍あかを除去する臍処置を行うことが一般的です。臍処置は臍内部の細菌数を減少させ消毒薬の効果が増すと報告されており、SSI を予防する可能性がある重要な術前処置といえます。

近年、臍を切開する手術が増加

臍は不潔になりやすいことから、切開すると感染を起こしやすいと考えられてきたため、以前は臍自体を切開することは避けられていました。今でも開腹手術の場合は臍を避けて切開することが多いですが、近年、低侵襲手術として急速に広がっている腹腔鏡手術やロボット手術は、臍自体を切開している施設が多いです。

開腹手術・腹腔鏡手術・ロボット手術の切開創

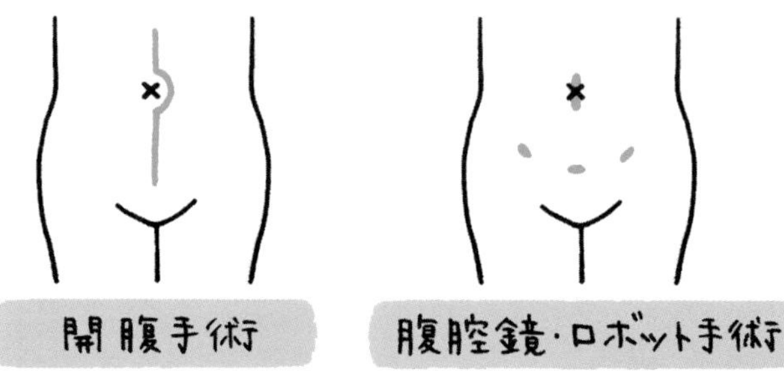

臍処置はどうやって行うの？

実は術前臍処置の決まった方法はありません。教科書でも「臍をきれいにする」という表現にとどまっており、具体的な方法についての記載はありません。以前、私が全国 100 施設の消化器外科医（回答率 64％）にアンケート調査をした結果[1]を少しご紹介します。回答していただいたすべての施設で術前臍処置を行っていましたが、どうやって行うのかを示したマニュアルがある施設は 25％のみでした。臍処置に使用する製剤はほとんどの施設でオリブ油（84.4％）を使用していました。具体的な方法は、臍にオリブ油を直接滴下し、数分放置して臍あかをふやけさせた後に綿棒などで除去する方法と、オリブ油を浸した綿球を臍に留置することで臍垢をふやけさせた後に綿棒などで除去する方法の２つのパターンがありました。実施時期は術前日が 85.9％、製剤を浸す時間は 1～3 分が 53.1％で最多でした。

ただ臍処置を行っていても、カメラを挿入するために臍を小切開しようとすると臍あかが残っていたというケースも結構あるようなので、臍がきれいになったかどうかは最終的には手術を行う医師に確認していただくのがいいかと思います。

文献

1） 久保健太郎ほか．消化器外科における術前臍処置の現状に関する調査．日本看護学会論文集．急性期看護．50，2020，7-10．

Q 08 消化器外科の術前にInBodyや握力を測定しているのですが、なぜでしょうか？

InBody（インボディ）というのは体成分分析装置で、身体の中の水分量や筋肉量、脂肪の量などを測定することができます。消化器外科の術前にInBodyを測定する理由は筋肉量を測定するためだと思います。なぜ筋肉量を測定するのかというと、サルコペニアの有無を診断するためです。

サルコペニアとは

サルコペニアとは、「加齢による筋肉量の減少および筋力の低下」のことです。おじいちゃん、おばあちゃんになると足が痩せ細ってよぼよぼになりますが、まさしくあれがサルコペニアです。サルコペニアという名前の由来は、ギリシャ語で筋肉のことをサルコ、減少のことをペニアといい、これを組み合わせた造語だそうです。

加齢による筋肉量の減少がサルコペニアだと述べましたが、加齢以外の原因でもサルコペニアになります（表1）。長期間のベッド上安静や、が

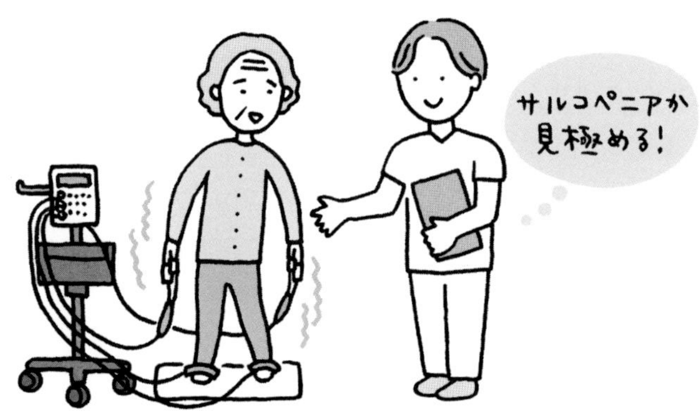

表1 サルコペニアの原因別分類

分類		原因
原発性サルコペニア	加齢によるサルコペニア	●加齢以外の原因がない
二次性サルコペニア	活動低下によるサルコペニア	●ベッド上安静 ●運動しない ●生活習慣 ●無気力状態
	疾患によるサルコペニア	●臓器障害 ●炎症性疾患 ●悪性腫瘍 ●内分泌疾患
	低栄養によるサルコペニア	●呼吸不良 ●胃腸障害 ●食欲不振をきたす薬物の使用 ●タンパク質の摂取不足

表2 サルコペニアの診断における筋肉量・筋力・身体能力の基準値（文献1を参考に作成）

筋肉量の減少	InBodyでSMI（筋肉量を身長で割った値）が男性7.0kg/m²、女性5.4kg/m²未満
筋力の低下	握力が男性28kg、女性18kg未満
身体能力の低下	歩行速度が1.0m/秒未満

んや炎症性疾患による代謝の亢進などでも筋肉量が減少します。ほかにも、筋肉はタンパク質でできているため、低栄養でもサルコペニアになります。

どうやってサルコペニアを診断するかというと、①筋肉量の減少、②筋力の低下、③身体能力の低下の３つを見ます。①の筋肉量の低下は絶対に必要な条件で、後は②か③どちらかが当てはまればサルコペニアと診断できます。３つすべて当てはまれば重症サルコペニアです。

筋肉量を測定するためにInBodyを、筋力を測定するために握力を測定します。身体能力は歩行速度で評価します[1]（表2）。

なぜサルコペニアを診断するのか

サルコペニアは治療に影響を及ぼします。例えば消化器外科領域だと、サルコペニアの患者さんは、食道がんで術後の呼吸器合併症[2]や縫合不全[3]が増加、大腸がんでも感染性合併症[4]や手術関連死が増加[5]、胃がんでも重篤な合併症が増加した[6]という報告があります。つまりサルコペニアの患者さんに手術を行うと術後合併症の発生率や死亡率が増加するということです。

サルコペニアの患者さんにはどう対応したらいい?

サルコペニアを短期間で改善させることは不可能ですが、運動療法と栄養療法がサルコペニアの予防と治療に有効です。特に術前から運動・栄養介入を行うことが効果的であると考えられています。３週間の運動介入が術後合併症を減らす可能性を示した研究報告もあります[1]。東京大学医学部附属病院ではRIZAP®と協同して、周術期のサルコペニアの改善に取り組んでいるようです[7]。

文献

1) Chen, LK. et al. Asian Working Group for Sarcopenia : 2019 Consensus Update on Sarcopenia Diagnosis and Treatment. J Am Med Dir Assoc. 21(3), 2020, 300-7.
2) Ida, S. at al. Sarcopenia is a Predictor of Postoperative Respiratory Complications in Patients with Esophageal Cancer. Ann Surg Oncol. 2015. 22(13), 4432-7.
3) Harada, K. et al. Prognostic and clinical impact of sarcopenia in esophageal squamous cell carcinoma. Dis Esophagus. 29(6), 2016, 627-33.
4) Lieffers, JR. et al. Sarcopenia is associated with postoperative infection and delayed recovery from colorectal cancer resection surgery. Br J Cancer. 107(6), 2012, 931-6.
5) Reisinger, KW. et al. Functional compromise reflected by sarcopenia, frailty, and nutritional depletion predicts adverse postoperative outcome after colorectal cancer surgery. Ann Surg. 261(2), 2015, 345-52.
6) Zhuang, CL. et al. Sarcopenia is an Independent Predictor of Severe Postoperative Complications and Long-Term Survival After Radical Gastrectomy for Gastric Cancer : Analysis from a Large-Scale Cohort. Medicine (Baltimore). 95(13), 2016, e3164.
7) Yamamoto, K. et al. Effectiveness of a preoperative exercise and nutritional support program for elderly sarcopenic patients with gastric cancer. Gastric Cancer. 20(5), 2017, 913-8.
8) 愛甲丞ほか．サルコペニアに対する運動・栄養介入の方法と効果．臨床外科．73(13), 2018, 1495-8.

Q 09

消化器外科の患者さんには術前に「フレイル質問票」に回答してもらっているのですが、どういう意味があるのでしょうか？

サルコペニアの患者さんは術後合併症のリスクが高いため、術前のリスク評価としてサルコペニアを評価する施設が多いことは前のページでお話ししました。実は、フレイルの評価もサルコペニアの評価とほとんど同じ目的で行われています。

そもそもフレイルって？

フレイルとは「加齢によって心身が老い衰えた状態で、予備能が低下し、さまざまな有害事象が起こるリスクが高い状態」とされています。簡単に言うと、歳をとってよぼよぼになり、入院や手術などを行うと、治療による合併症や有害事象、尿路感染症や肺炎などの感染症、転倒、せん妄などを起こしやすい人のことです。

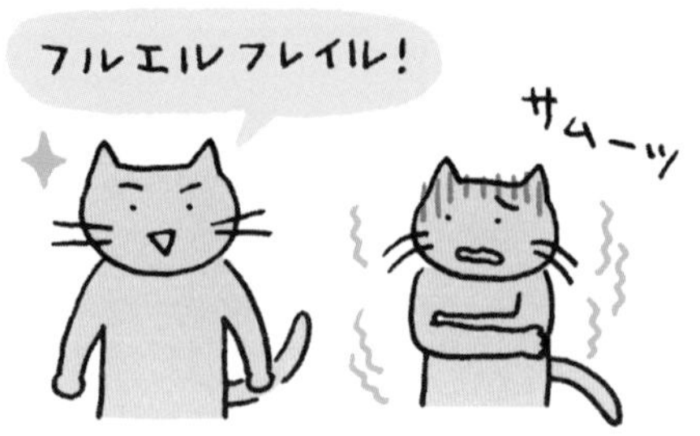

表1 2020年改定日本版CHS基準（J-CHS基準）
（文献1を参考に作成）

項目	評価基準
体重減少	6カ月で2～3kg以上
筋力低下	握力が男性26kg未満、女性18kg未満
疲労感	（ここ2週間）訳もなく疲れた感じがする
歩行速度	歩行速度が1.0m/秒未満
身体活動	①軽い運動・体操をしていますか？ ②定期的な運動・スポーツをしていますか？ 上記の2ついずれも「週に1回もしていない」と回答

0項目該当：健常、1～2項目該当：プレフレイル、3項目以上該当：フレイル

フレイルの診断

フレイルには統一した診断基準はありませんが、国際的にはCardiovascular Health Study（CHS）基準が最も有名です。日本版CHS基準[1)]を表1に示します。

質問者さんの「フレイル質問票」というのは、基本チェックリスト（表2）のことかもしれません。基本チェックリストの25項目そのものがフレイルの評価指標として用いられることも多いです。

フレイルとサルコペニア

フレイルは加齢で心身が衰えた状態のことで、その原因としてサルコペニア、低栄養、ポリファーマシー（多数の薬を内服していることによる有害事象）などがあります。サルコペニア（加齢による筋肉量減少および筋力低下）はフレイルの最大の原因であるとされています。

フレイルの患者さんにはどう対応したらいい？

術前からフレイルを合併している患者さんでは、術後合併症、転倒、施

表2 基本チェックリスト（文献2より転載）

	質問事項	回答 （いずれかに○を お付けください）	
1	バスや電車で1人で外出していますか	0．はい	1．いいえ
2	日用品の買い物をしていますか	0．はい	1．いいえ
3	預貯金の出し入れをしていますか	0．はい	1．いいえ
4	友人の家を訪ねていますか	0．はい	1．いいえ
5	家族や友人の相談に乗っていますか	0．はい	1．いいえ
6	階段を手すりや壁を伝わずに上っていますか	0．はい	1．いいえ
7	いすに座った状態から何にもつかまらずに立ち上がっていますか	0．はい	1．いいえ
8	15分くらい続けて歩いていますか	0．はい	1．いいえ
9	この1年間に転んだことがありますか	1．はい	0．いいえ
10	転倒に対する不安は大きいですか	1．はい	0．いいえ
11	6カ月間で2～3kg以上の体重減少がありましたか	1．はい	0．いいえ
12	身長　cm、体重　kg（BMI＝　）*		
13	半年前に比べて固いものが食べにくくなりましたか	1．はい	0．いいえ
14	お茶や汁物などでむせることがありますか	1．はい	0．いいえ
15	口の渇きが気になりますか	1．はい	0．いいえ
16	週に1回以上は外出していますか	0．はい	1．いいえ
17	昨年と比べて外出の回数が減っていますか	1．はい	0．いいえ
18	周りの人から「いつも同じことを聞く」などの物忘れがあると言われますか	1．はい	0．いいえ
19	自分で電話番号を調べて、電話をかけることをしていますか	0．はい	1．いいえ
20	今日が何月何日かわからないときがありますか	1．はい	0．いいえ
21	（ここ2週間）毎日の生活に充実感がない	1．はい	0．いいえ
22	（ここ2週間）これまで楽しんでやれていたことが楽しめなくなった	1．はい	0．いいえ
23	（ここ2週間）以前は楽にできていたことが今ではおっくうに感じられる	1．はい	0．いいえ
24	（ここ2週間）自分が役に立つ人間だと思えない	1．はい	0．いいえ
25	（ここ2週間）訳もなく疲れたような感じがする	1．はい	0．いいえ

＊ BMI＝体重（kg）÷身長（m）^{2} が18.5未満の場合に該当とする

0～3点：健常、4～7点：プレフレイル、8点以上：フレイル

佐竹昭介．基本チェックリストとフレイル．日老医誌．55(3)，2018，319-28．より転載

設入所率、入院期間の延長、障害、死亡などのリスクが増加することが報告されています[3)]。フレイルの質問票は術前のリスク評価という側面が大きいと思いますが、フレイルと診断された場合は、サルコペニアと同じく術前からの積極的な運動療法と栄養療法が推奨されています。

文献

1） Satake, S. et al. The revised Japanese version of the Cardiovascular Health Study criteria (revised J-CHS criteria). Geriatr Gerontol Int. 20(10), 2020, 992-3.
2） 佐竹昭介．基本チェックリストとフレイル．日老医誌．55(3)，2018，319-28.
3） Makary, MA. et al. Frailty as a predictor of surgical outcomes in older patients. J Am Coll Surg. 210(6), 2010, 901-8.

Q 10 鼠径ヘルニアの手術などで左右のマーキングをしているのですが、必要でしょうか?

なぜマーキングを行うの?

手術部位のマーキングは、手術部位間違いを防ぐために行います。「手術部位を間違えることなんてあるの?」とお思いの方もいるかもしれませんが、実際に結構起こっています。

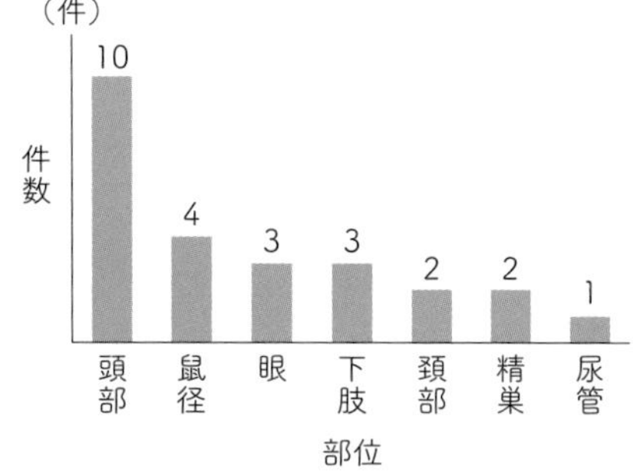

図1 左右間違いが多い手術部位
(文献 2 を参考に作成)

全国の病院から医療事故の情報を集めている日本医療機能評価機構(病院機能評価をやっているところですね。医療事故の情報収集などもやっているのです)の報告書によると、2006〜2009 年の間に手術部位間違いによる医療事故が 51 件、そのうち 17 件は手術部位の左右間違いでした[1]。ただこの件数も、日本医療機能評価機構に医療事故の報告を義務付けられている大学病院などの一部の病院だけのものなので、日本全国で見ると実際にはもっとたくさん起こっていると思います。

そして左右間違いが起こった部位は、頭部が最も多く、次いで鼠径、眼、下肢、頸部、精巣となっています(図1)[2]。このような左右、複数の構造物(手指、足指、肋骨など)や複数のレベル(椎骨など)がある場合には、手術部位間違いを起こしやすいです。質問にあった鼠径は手術部位間違いが起こりやすい部位といえます。

表1 マーキングの手順（文献 3 を参考に作成）

- 手術部位かそのすぐそばに（手術を行わない部位にマーキングしない）
- 手術部位の処置中に消えないように、明確で、はっきりわかるよう、油性マーカーでマーキングする（英国国立患者の安全性機関のガイドラインでは、×印は手術してはいけないという意味にとられかねず、曖昧さが残るため、矢印により手術部位を示すことを勧告している）
- 執刀医がマーキングする（ただし、この勧告が実現可能なものとするために、手術中、特に皮膚切開時に同席するほかの者に委託してもよいこととする）
- 患者の関与が重要なため、可能な範囲で、患者が完全に覚醒している間にマーキングの確認を完了する

手術部位のマーキングはWHO のガイドラインでも推奨

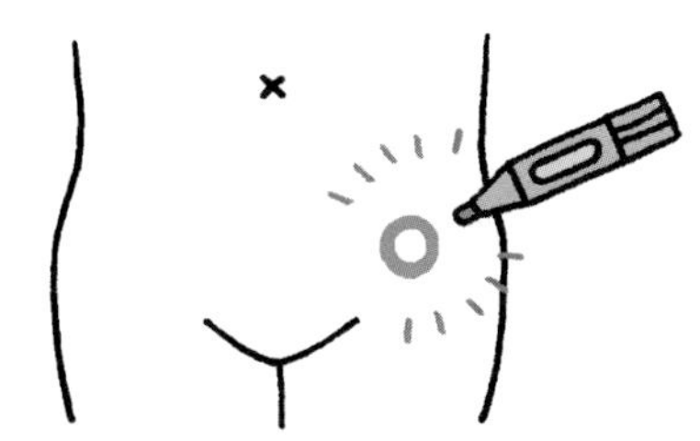

手術における安全対策はWHO の「安全な手術のためのガイドライン」[3] に基づいて行われていることが多いです。このガイドラインでは「安全な手術に必要な 10 の目標」が定められており、その 1 つ目に「チームは、正しい患者の正しい部位に手術を行う」と書かれています。この目標を達成するための 1 つの手順として、マーキングを行うことが推奨されています。

マーキングの方法

表1 に WHO のガイドラインで推奨されているマーキングの方法をご紹介します。看護師がちゃちゃっと 1 人でマークするのではダメなことがわかりますね。1 人で行うのではなく、患者さんと執刀医を含めた複数の医療従事者で行うことが重要です。

患者さんに参加してもらうという考え方も非常に重要です。当院でも手術室看護師が患者さんに「今日はどこの手術と聞いていますか？」と質問するのですが、病棟看護師が患者さんの代わりに（食い気味に）答える場

面を目にします。患者さん自身が一番よくわかっていると思いますし、医療者側が間違った認識をしていることもあるため、患者さん自身に言ってもらうということが重要なのです。

文献

1）日本医療機能評価機構．医療事故情報収集等事業第18回報告書．2009．https://www.med-safe.jp/pdf/report_18.pdf（2024年1月閲覧）

2）日本医療機能評価機構．医療事故情報収集等事業第48回報告書（2016年10月～12月）．2017．https://www.med-safe.jp/pdf/report_48.pdf（2024年1月閲覧）

3）日本麻酔科学会．WHO安全な手術のためのガイドライン2009．2015．http://www.anesth.or.jp/guide/pdf/20150526guideline.pdf（2024年1月閲覧）

Q 11 腹部の術後の腹帯はあまり意味がないように感じるのですが、本当のところどうなのでしょうか？

腹帯の目的

腹部術後の腹帯は何のために用いられているのでしょうか？『看護学事典』には「手術後に使用される場合には、患部の被覆や圧迫、固定・牽引などの目的で使用される」と記載されていました[1)]。腹帯は日本だけのものではなく、海外でも「abdominal binder」として創部を圧迫・固定し痛みを緩和するために広く用いられています。

創部の痛みの緩和、離床促進には有効である可能性あり

2021 年に報告された海外の論文を紹介します。腹部術後に腹帯を装着した患者さんと装着しなかった患者さんの疼痛の程度や離床の進み具合を比較した 10 件の RCT（ランダム化比較試験）* を統合した研究[2)]です（腹部術後患者 968 人が対象）。この研究によると、腹帯を着用した患者さんのほうが術後の疼痛スケールが有意に低く、術後の歩行距離も有意に長いという結果でした。そして、腹帯をすることで腹腔内圧が上昇し、呼吸が妨げられるのではないかという懸念もありますが、それについても呼吸機能に影響を及ぼさなかったという結果でした。つまり腹帯は痛みの緩和、離床促進に有効であり、害もなかったということです。

＊ RCT（randomized controlled trial）：対象をランダムに選び、介入を行う群と行わない群に分けて比較試験を行います。最もエビデンスレベルが高い研究とされています。

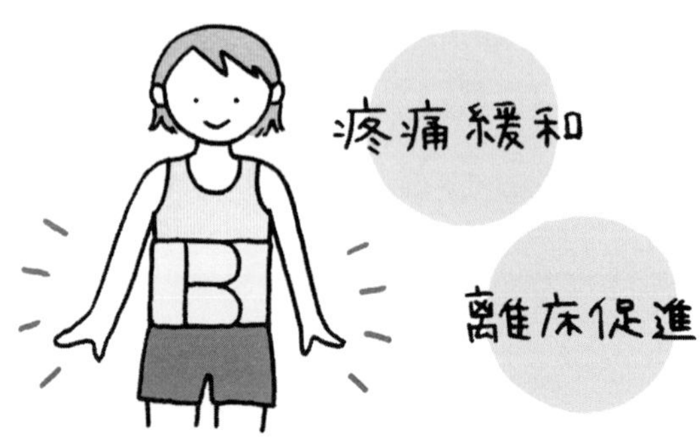

ヘルニア予防に関する効果は不明

ヘルニアとは筋層の創部が離開することで、皮下に小腸などが脱出することをいいます。創部の表面（皮膚や皮下組織）は比較的早期に治癒し、術後２週間ごろにはほぼ正常組織と同じ抗張力に達しますが、筋層の治癒は遅く、70〜120 日かかるとされています。そのため筋層のみが離開してヘルニアが生じます。ヘルニア予防のために腹帯を着用することもありますが、2022 年に欧州ヘルニア学会が出した腹壁の縫合閉鎖法のアップデートガイドラインによると、「ヘルニアに対する腹帯の効果に関するデータが不足しているため、術後の腹帯の使用について、賛成または反対の推奨を行うことはできません」[3] と記載されています。

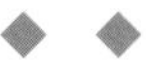

私は腹帯の効果について懐疑的に思っていましたが、このような研究結果が出ていることを考えると、腹帯の必要性を一概に否定してはいけないなと思いました。

文献

1）見藤隆子ほか，看護学事典．東京，日本看護協会出版会，2003，588．
2）Jiang, N. et al. The clinical effects of abdominal binder on abdominal surgery：a meta-analysis. Surg Innov. 28(1), 2021, 94-102.
3）Deerenberg, EB. et al. Updated guideline for closure of abdominal wall incisions from the European and American Hernia Societies. Br J Surg. 109(12), 2022, 1239-50.

Q 12 術当日の朝にバイタルサインを測定したら38.2℃の発熱がありました。どうしたらいいですか？

一般的に、発熱がある場合には手術を延期します。なぜ発熱で手術を延期するのかというと、発熱の原因疾患（おもに感染症）が手術をすることで悪化する恐れがあるためです。

手術により原因疾患が悪化するのはなぜ？

1 麻酔薬による影響

なぜ原因疾患が悪化する恐れがあるのかを、もう少しかみ砕いて説明します。麻酔で使用する揮発性吸入麻酔薬や静脈麻酔薬には免疫抑制作用があるとされており、そのために感染症が悪化する恐れがあります。なぜ麻酔薬に免疫抑制作用があるのかは解明されていませんが、静脈麻酔薬（プロポフォールなど）は吸入麻酔薬よりも免疫抑制作用が小さいかもしれないという報告もあります。

2 手術侵襲による影響

また、手術侵襲によっても免疫抑制が起こることが知られています。これも詳しいメカニズムは解明されていませんが、身体が大きな侵襲を受けると、炎症性サイトカインとともに抗炎症性サイトカインが放出され、抗炎症性サイトカインが産生過剰になると免疫系が抑制されるためと考えられています（炎症反応は免疫細胞が活性化した結果起こるもので、抗炎症はその逆の働きなので免疫が抑制される)。

表1 上気道感染症の成人に対する手術方針

	症状	方針
軽度	●乾性咳嗽、それ以外は健康 ●呼吸音は清明	通常、手術は延期しないが、気道過敏性（喉頭痙攣、気管支痙攣になりやすい）がある場合は症状が2～6週間持続する可能性がある
中等度	●緑色の鼻汁 ●軽度の湿性咳嗽 ●肺胞呼吸音は清明	症状が治まってから1～2週間後まで手術を延期する
重度	●緑色の鼻汁 ●湿性咳嗽 ●鼻閉 ●38℃を超える発熱 ●重度の咽頭痛 ●呼吸音副雑音あり ●喘鳴 ●無気力	

3 延期する必要がないケース

裏を返せば、吸入麻酔薬を使用しない手術や侵襲の小さな手術であれば免疫抑制作用は小さいと考えられ、そのような場合は、必ずしも手術を延期する必要はないともいえます。

上気道感染による発熱には要注意

発熱の原因が上気道感染（咽頭痛、咳、痰、鼻水などの症状を伴う）の場合は、特に注意が必要です（**表1**）。上気道感染は肺炎、無気肺、呼吸不全、胸水、気胸などのあらゆる術後呼吸器合併症と関連があり、特に小児で呼吸器合併症の発生率が高いとされています。成人で問題になるのは、気道が過敏になり、喉頭痙攣や気管支痙攣が増えるとされている点です。

どの程度の発熱で手術を延期すべきかどうかについて、明確な根拠や基準はありません。一般的には37.5～38.0℃以上としている施設が多いと

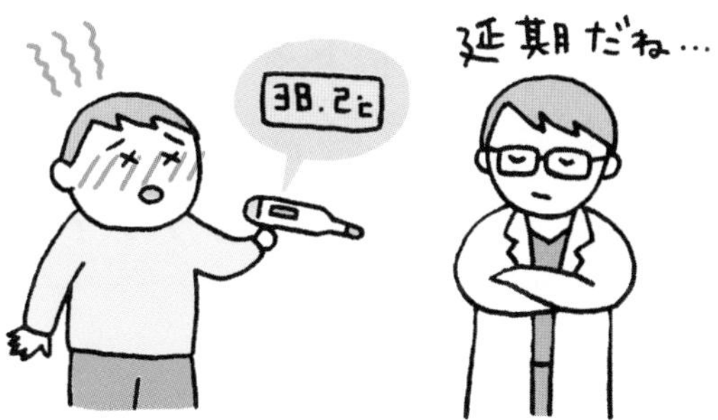

思います。ただし手術の対象疾患（膿瘍や腫瘍）が原因で発熱している場合や、手術をしなければ命が助からない緊急の場合は、発熱があっても手術を行います。

文献

1） 加藤洋海．5 件目―発熱していれば手術は延期するか．LiSA．18(3)，2011，216-7.
2） Razo-Vazquez, AO. et al. Anesthesia for adults with upper respiratory infection. UpToDate. 2022. https://www.uptodate.com/contents/anesthesia-for-adults-with-upper-respiratory-infection?search= 麻 酔 %E3%80%80 上 気 道 感 染 &source=search_result&selectedTitle=1~150&usage_type=default&display_rank=1（2024 年 1 月 閲覧）

Q 13 術衣だけで出棟したら、手術室看護師から上着や靴下を着させるように言われました。患者さんは寒がってないのですが、なぜでしょうか？

これは手術前から患者さんを温めて手術中の低体温を予防する、いわゆるプレウォーミング（術前加温）をしてきてくださいということだと思います。

麻酔中は変温動物状態

人間は本来、皮膚にある温度センサーで寒さを感じると無意識に体温を上げようとしますが、全身麻酔中は麻酔薬により温度センサーが鈍感になったり（麻酔中は34.5℃くらいにならないと寒いと感じない）、筋弛緩薬を使用すると熱産生（震えを起こす）ことができなくなります。つまり麻酔中は周囲の温度の影響を受けやすい“変温動物状態”になります。手術中は術者が汗をかかないような温度（室温23～24℃）に設定されるため、裸で寝ている患者さんにとっては寒いですし、術野（開腹・開胸部）からの蒸発、冷たい輸液や洗浄液などによっても低体温になりやすいです。

麻酔中は変温動物状態!!

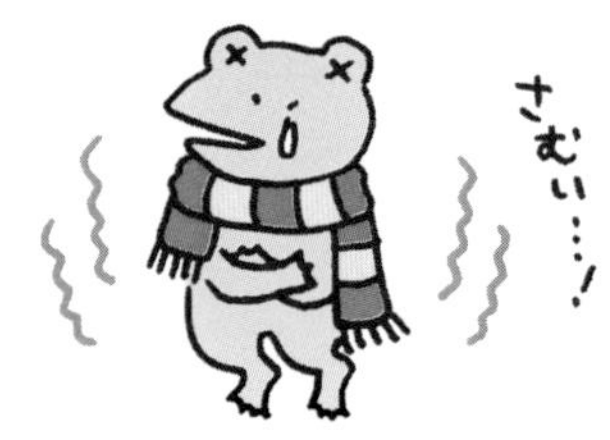

表1 低体温の悪影響

悪影響	原因
術中出血量・輸血量の増加	冷却による血小板機能・凝固能の低下
SSI 発生率の増加とそれに伴う入院期間の延長	末梢血管収縮による創部への酸素供給の減少
麻酔の覚醒遅延	薬物代謝の低下
シバリング	
心血管合併症の増加（虚血性心疾患、心室頻拍）	末梢血管収縮による血圧の上昇から心臓への負担が増加

低体温の悪影響

低体温は単に身体が冷たくなるというだけではなくて、さまざまな悪影響があります。例えば、血液の凝固能が低下することで手術中の出血量が増加したり、末梢血管が収縮して組織への酸素供給が減少することで手術部位感染（SSI）が増えるといわれています（表1）。そのため手術中は体温を36.0℃以上に保つように、温風が流れるブランケットで全身を温めたり、温めた輸液や洗浄液を使用したりと低体温を防ぐ対策を行っています。術後にあらかじめ電気毛布でベッドを温めておくのも低体温を予防するためですね。

術前からの保温・加温が大事

麻酔を導入する約30～60分前に患者さんを温めることで、手術中の体温低下が予防できることが、さまざまな研究で示されています。海外では手術前に温める時間を設けている施設もあるようです。それほど手術中の低体温は患者さんにとって悪影響を及ぼすことを病棟看護師も理解しておかなければいけません。手術前にはあまり早くに術衣に着替えないことや、手術室に靴下や上着などを着用して入室することは、重要な手術前の看護だと思います。

Q 14 私（看護師）1人で2人の患者さんを同時に手術室に搬送したら、手術室看護師に注意されました。なぜでしょうか？

実際に起こった重大な医療事故

これは過去に起こった大きな医療事故が関係しています。肺の手術をする予定の患者さんに心臓の手術をし、心臓の手術をする予定の患者さんに肺の手術をしてしまった医療事故をご存じでしょうか？ この医療事故は1999年に日本の大学病院で起こりました。

事故の経過

1999年1月11日午前8時20分、病棟看護師は心臓手術予定の心谷さん（仮名、70歳代・男性）と、肺手術予定の肺田さん（仮名、80歳代・男性）の2人をそれぞれストレッチャーに乗せて手術室に搬送しました（忙しかったため看護師1人で2つのストレッチャーを搬送しました）。患者さんのカルテはそれぞれストレッチャーの下のかごに置かれていました。

心谷さんと肺田さんは手術室の交換ホールに運ばれ、病棟看護師はハッチウェイ（ベルトコンベヤーを使用した手術室への移送口）の前に心谷さんと肺田さんのストレッチャーを並べました。

そして心谷さんをハッチウェイに乗せて「心谷さんお願いします」と言って手術室看護師に受け渡しました。この時点で手術室看護師は心谷さんを肺田さんだと勘違いして、肺手術の手術室に搬送しました。

続いて病棟看護師は肺田さんをハッチウェイに乗せましたが、手術室看護師は肺田さんを心谷さんと勘違いし、心臓手術の手術室に搬送しました。

カルテは患者が運ばれた後に、ハッチウェイから離れた場所にある扉か

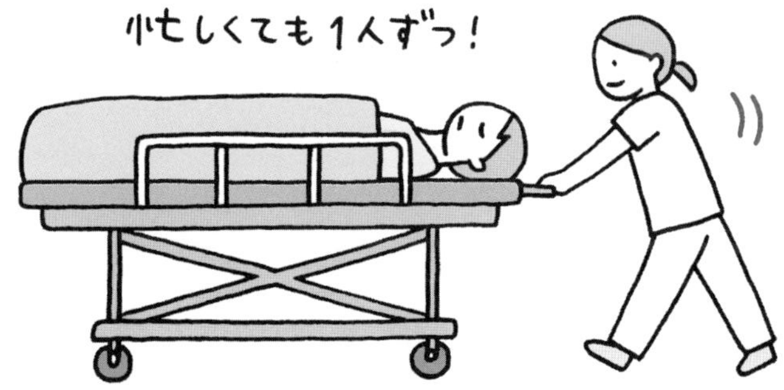

ら手渡され、患者とは別のルートで手術室に届けられました。間違った手術室に運ばれた心谷さんと肺田さんは、気付かれないまま手術が行われ、手術中も別の患者ではないかと疑問に思ったスタッフがいましたが結局は間違いに気付かず、２人の手術は終了してしまいました。

そして２人ともがICUに入室したところで間違いが発覚しました。

同時搬送は取り違えのリスク要因

現在当たり前になっている患者識別バンド（ネームバンド）は、この医療事故が契機になって広がったため、この当時は装着されていませんでした。この医療事故が起こった原因はさまざまあるのですが、その１つに「2人の患者さんを１人の病棟看護師が同時に手術室に移送したこと」が挙げられていました。特に事故直後の報道では「搬送した病棟看護師の単純ミス」という報道が多かったようです。こういった患者さんの取り違え事故を防ぐために、１人の看護師が２人の患者さんを同時に搬送することは避けるべきです。

文献

1) 横浜市立大学医学部附属病院の医療事故に関する事故調査委員会 報告書．1999．https://www.yokohama-cu.ac.jp/kaikaku/bk2/bk21.html（2024 年 2 月閲覧）

輸血のT＆Sってなんですか？

T＆SはType & Screen（タイプ・アンド・スクリーン）の略で、輸血の可能性が低い手術の血液準備システムのことです。手術の予定出血量が500〜600mL以下と少なく、術中の輸血の可能性が低いことが予想される待機的手術で適応されます。あらかじめ患者さんの血液型（ABO式とRh式）を２回以上検査して確定し、Rhが陽性、不規則抗体が陰性の条件に当てはまる患者さんの場合、手術に備えて同型の輸血用血液とクロスマッチ*用の検体を準備しておき、術中必要になった場合にクロスマッチを行って輸血します。これは実際にクロスマッチしてしまうと、もうその輸血は使えないため、貴重な輸血を無駄にしないためです。

＊クロスマッチ（交差適合試験）とは、実際に輸血する血液と患者さんの血液を事前に混合して、異常な反応（凝集や溶血）が起きないかを調べる検査です。

出血量が多く、確実に輸血を要すると予想される場合には、MSBOS（maximal surgical blood order schedule：最大手術血液準備量）が適応されます。医療施設ごとに過去に行った手術例から、術式別の平均的な出血量の1.5倍量の輸血用血液を準備するという方法です。これにより過剰または必要未満の輸血準備を避けることができます。

MSBOSに基づいた輸血準備量（単位）＝術式平均出血量（mL）× 1.5 ÷ 200mL（1単位200mL）

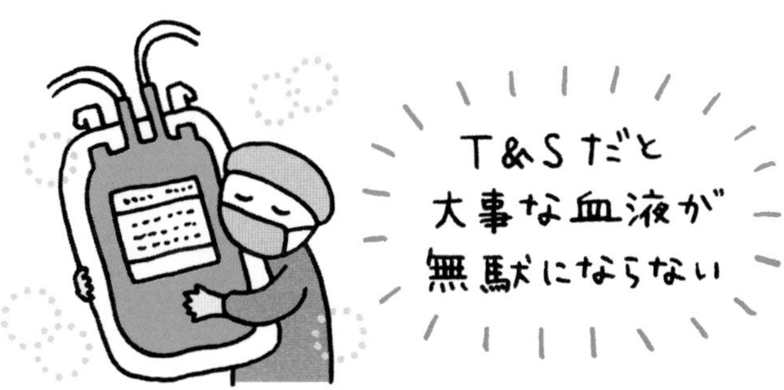

文献

1) 澤田敦史ほか．適正な術前輸血準備とはどのようなものか．LiSA．14 (6)，526-7．

第1章 術前編

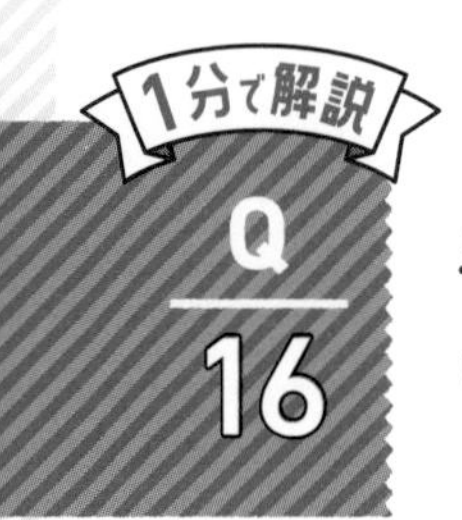

手術前後の透析っていつ行うか決まっているのですか?

血液透析の場合

予定手術の場合は手術前日に透析を行い、ドライウェイトまでの除水とともに電解質や酸塩基平衡の補正などを行います。手術当日の透析は循環動態が不安定になりやすく、透析時に投与する抗凝固薬の影響で出血しやすくなるため、可能な限り避けることが望ましいとされています。

術後の初回透析は、手術翌日に施行することが一般的です。ただし溢水（体液過剰）や高カリウム血症などがあれば緊急透析が必要になることがあります。

腹膜透析の場合

手術直前まで施行しますが、術後は手術侵襲によって異化亢進（重要臓器のエネルギー不足を補うため筋タンパクを崩壊させてエネルギーにする）し、腹膜透析では尿素（タンパク質の代謝産物）の除去が追い付かないことがあります。そのため一時的に液交換の回数を増やしたり、血液透析に移行する場合があります。開腹手術の場合はPDカテーテルとドレーンが腹腔内で干渉したり、創部や腹腔内の感染、創部からの透析液の漏出、腸管の癒着、有効な腹膜面積の減少などの問題で、一時的または完全に血液透析に移行することもあります。

血液透析

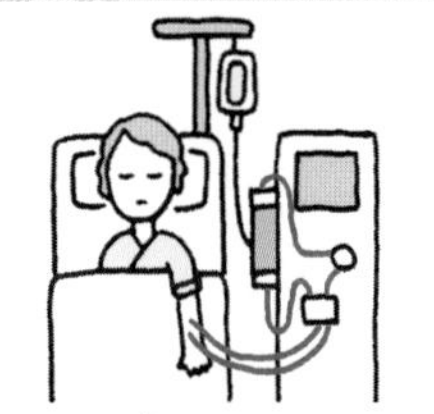

溢水や高カリウム血症の場合は緊急透析！

腹膜透析

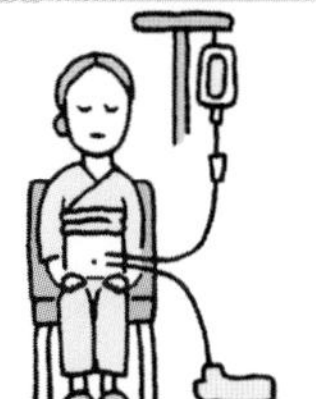

術後の容態によっては血液透析に移行！

文献

1）片山明．18 術後管理．LiSA 別冊．30（2），2023，143-8．

2）前掲書 1）．川口祐輝ほか．8 腹膜透析の実際．65-9．

Column 01

最近は術前からのリハビリが大事！ ～プレハビリテーション～

プレハビリテーションという言葉を知っていますか？ プレハビリテーションとは、プレ（pre：術前）とリハビリテーション（以下、リハビリ）を組み合わせた造語で、術前からリハビリを行うことをいいます。術前から身体機能を強化することで術後の合併症予防、身体活動性の早期自立、在院日数の短縮を図ります（図1）。

リハビリと聞くと運動療法というイメージがあるかもしれませんが、プレハビリテーションでは運動療法だけではなく、栄養療法も併せて行うことが重要です。術後の蛋白異化（タンパク質の崩壊）亢進に備えて術前に十分にタンパク質を蓄えておくため、カロリーよりも1日あたり体重1kgにつきタンパク質1.2g以上を摂取することが必要であるとされています。

プレハビリテーションの期間は短すぎるとあまり効果が得られないため、おおむね4～8週間とされています。遅くとも手術が決まったときに、外来

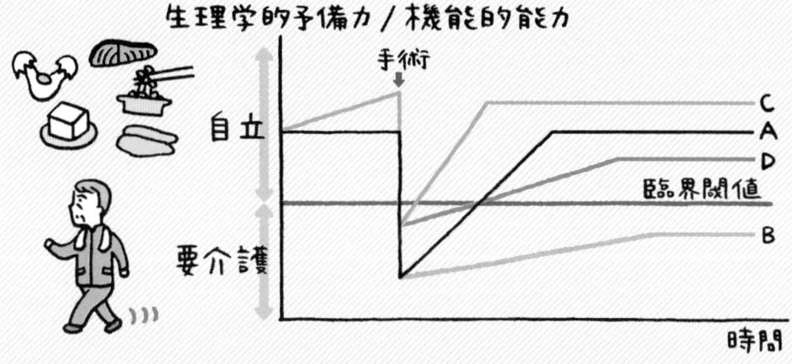

図1 プレハビリテーションの概要（文献1をもとに作成）

A：手術介入で生理学的予備力や機能的能力が低下するが、術後に回復・リハビリによる改善がみられる。
B：生理学的予備力や機能的能力が低いと周術期合併症や回復の遅れにつながり、もとのレベルまで到達できない。
C：プレハビリテーションを受けた患者は手術時には生理学的予備力や機能的能力が向上しており、迅速な回復がみられる。
D：回復が困難な場合でも、プレハビリテーションを受けた患者は長期的に機能的自立と生活の質を維持できる可能性がある。

で理学療法士や管理栄養士が介入してプレハビリテーションを行うようなシステム構築が必要です。特にサルコペニアやフレイルの患者さんはそのまま手術を行うとリスクが高いため、プレハビリテーションが重要になります。

文献

1) Tew, GA. et al. Clinical guideline and recommendations on preoperative exercise training in patients awaiting major non-cardiac surgery. Anaesthesia. 73(6), 2018, 750-68.

第2章

術中編

正しい患者の正しい部位に!!

Q 17 病棟から手術室への申し送りでは、何を伝えればいいですか？

患者さんの安全を守るために必要な情報を伝える

病棟看護師も手術にかかわるメンバーの一員として、患者さんの安全を守る役割があります。申し送りは単に患者さんの情報だけではなく、術中看護に必要な情報すべてを伝えます。もちろん麻酔科医や手術室看護師も事前に患者さんの情報収集はしていますが、手術当日の情報や、特に安全上必要な情報は申し送る必要があります。

申し送り内容の具体例

- 患者確認（氏名だけでなく生年月日や患者 ID などでも確認する。またリストバンドやバーコード認証なども併用する）
- 手術部位の確認（左右を識別するマーキングも確認する）
- 各種同意書の確認（手術部位と手術法を確認する）
- 最終のバイタルサイン
- 絶飲食時間
- 術前の内服薬の有無
- 既往歴
- 禁忌事項の情報（特にアレルギー情報）

1 患者、手術部位、各種同意書の確認

手術においてもっとも重要なのは「正しい患者の正しい部位に手術を行う」ことです。そんなことは当たり前だと思う人もいるかもしれませんが、実際に患者さんの取り違えや手術部位の間違いによる医療事故が発生しています（☞ Q10、14 参照）。

そのため、手術をする患者さんと手術部位に間違いがないか、主治医、

麻酔科医、手術室看護師、病棟看護師をはじめ、手術にかかわるすべての医療従事者と患者さん自身を含めた全員で確認することが重要です。

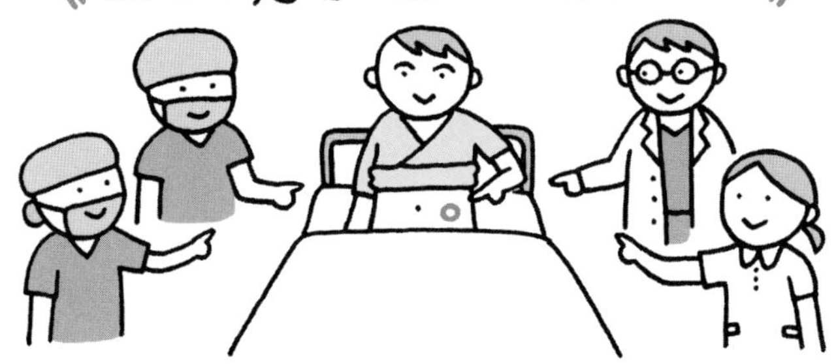

2 最終のバイタルサイン

患者さんの現在の全身状態を把握するため、手術出棟前最終のバイタルサインを申し送りします。

3 絶飲食時間

挿管時の誤嚥を防止するため、術前に麻酔科医から絶飲食時間を指示されていることが多いでしょう。その絶飲食時間が正しく守られているかを申し送りします。緊急手術などで絶飲食時間が十分に取れなかった場合には、バッグマスク換気を行わずに気管挿管する迅速導入（RSI）という方法がとられます。緊急手術時は通常より詳細な情報を伝えましょう。

4 術前の内服薬の有無

手術当日の朝に内服する薬剤は麻酔科医から指示されることが多いので、指示通り内服できているかを申し送りします。

5 既往歴

併存疾患によっては麻酔や呼吸管理方法、使用する薬剤を変更することがあります。例えば、喘息の患者さんは気管挿管がリスクとなるため、脊髄くも膜下麻酔やラリンゲルマスクを選択したり、モルヒネはヒスタミン遊離作用で喘息発作を誘発するため使用しない、といった対応が必要になります。

6 禁忌事項の情報（特にアレルギー情報）

術中はさまざまな侵襲が加わるため、呼吸や循環動態の影響が薬剤の効果か、アレルギーによるものか、術野の出血によるものかという原因の見極めが難しく、因子の１つであるアレルギーを極力避ける必要があります。

薬剤アレルギーだけでなくラテックスアレルギーも重要です。普段の生活では大丈夫でも、手術ではラテックスが粘膜や臓器に直接触れてしまうことでアレルギー反応を起こしやすくなります。

文献

1） 日本麻酔科学会HP．WHO安全な手術のためのガイドライン2009．https://anesth.or.jp/files/pdf/20150526guideline.pdf（2024年1月閲覧）．
2） 手術医療の実践ガイドライン2013．http://chinaacac.cn/chinaacac2/upFiles/download/2013082437111641.pdf（2024年1月閲覧）．

Q 18 麻酔のことがよくわかりません。鎮静や静脈麻酔も全身麻酔ですか？

麻酔は大きく分けて全身麻酔と局所麻酔の２つがある

1 全身麻酔とは？

全身麻酔とは「鎮静・鎮痛・筋弛緩」させる麻酔のことをいいます。ただし、筋弛緩は必須ではないこともあります。

- 鎮静＝意識を消失させ、術中の記憶を喪失させる。
- 鎮痛＝痛みを軽減し、自律神経反射を鈍らせることで頻脈や高血圧にならないようにする。
- 筋弛緩＝筋肉に力が入らないようにすることで、気管挿管しやすくしたり、手術中に腹筋や呼吸筋を弛緩させて手術操作しやすくする。呼吸筋も動かせなくなるので呼吸が止まる。

全身麻酔の投与経路としては、肺から投与する吸入麻酔や静脈から投与する静脈麻酔がよく用いられます。

2 局所麻酔とは？

局所麻酔は区域麻酔とも呼ばれ、脊髄くも膜下麻酔（いわゆる下半身麻酔）、硬膜外麻酔、末梢神経ブロック、局所浸潤麻酔などがあります。局所麻酔は体の一部分のみに麻酔を行う方法で、最大の特徴は患者さんの意識が保たれることです。

脊髄くも膜下麻酔

脊髄くも膜下腔は、脳脊髄液の中に馬尾神経が走行しています。脊髄くも膜下麻酔はその空間に直接麻酔薬を注入します。神経周囲に直接作用するため効果発現が早く、強い麻酔作用で知覚神経、運動神経を麻痺させます。手術時間2～3時間以内の下腹部から下の手術が適応です。持続投与できないため術後鎮痛には利用できません。

硬膜外麻酔

脊髄を覆っている硬膜の外側の空間に局所麻酔薬を投与します。麻酔薬が脊柱管の全周に広がり、脊髄や周囲の神経に浸透して効果が発現します。しかし、効果発現まで時間がかかり効果の質もやや不安定であるため、単独ではあまり用いられません。全身麻酔と併用することが多く、脊髄くも膜下麻酔と併用することもあります。術後鎮痛にも利用できます。

末梢神経ブロック

超音波ガイドで神経に麻酔薬を注射し、その領域の痛みをとる方法です。麻酔範囲は硬膜外麻酔や脊髄くも膜下麻酔より狭く、必要最小限です。上肢の手術では単独で使用することもありますが、多くは全身麻酔と併用します。術後鎮痛にも利用できます。

局所浸潤麻酔

いわゆる皆さんが想像する“局所麻酔”で、手術創部周辺や太いカテーテルを穿刺する部位などに局所麻酔薬を浸潤させる麻酔方法です。

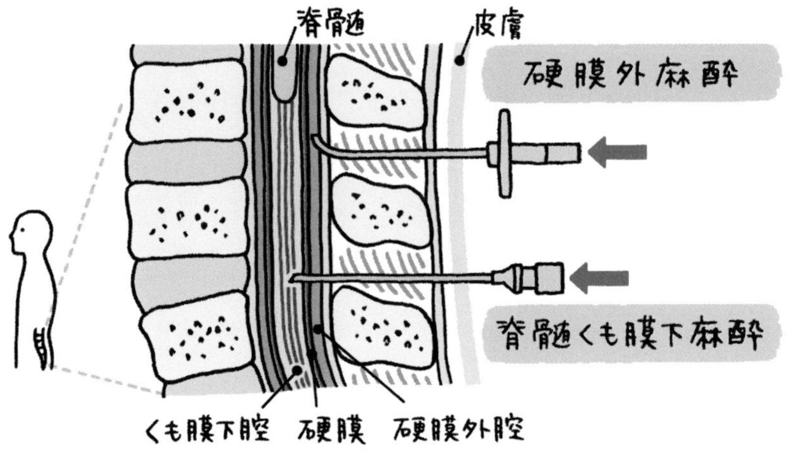

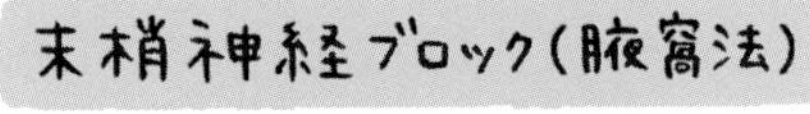

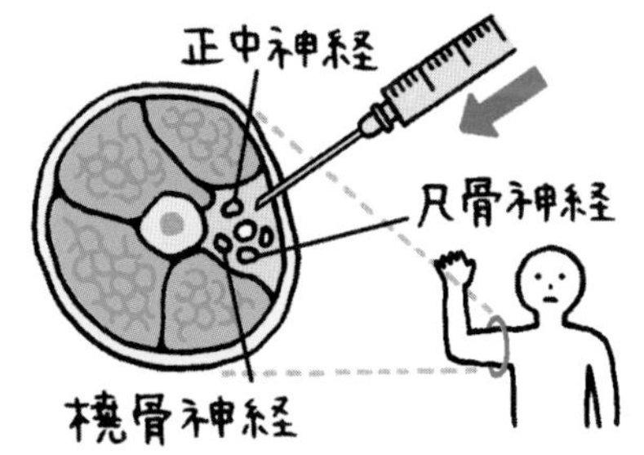

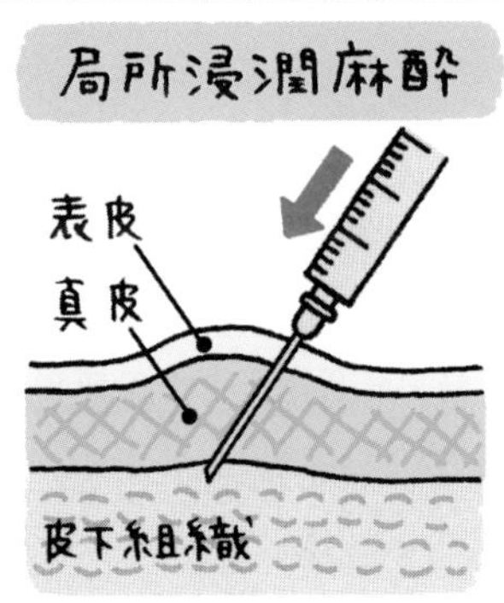

（文献２のイラストを一部引用）

3 鎮静は全身麻酔？

例えば消化管の内視鏡検査などの苦痛を伴う処置時に、鎮静薬を静脈投与（静脈麻酔）することがあります。

鎮静レベル（深さ）は「軽い鎮静」、「中等度鎮静」、「深い鎮静」、「全身麻酔」の４段階に定義されています[1)]。しかし、これらの鎮静レベルの境界は曖昧で、その深さが一連のものであるといえます。つまり、鎮静の延長線上に全身麻酔があり、鎮静が深くなれば、容易に全身麻酔状態になり得るということです。

●軽い鎮静＝呼びかけに容易に反応し、気道・呼吸・循環には影響を及ぼさない。

↓

●中等度鎮静＝呼びかけや接触刺激で反応し、気道確保は不要で、自発呼吸・循環は通常維持される。

↓

●深い鎮静＝痛み刺激を繰り返すと反応し、気道確保・呼吸管理が必要になることがあるが、循環は通常維持される。

↓

●全身麻酔＝痛み刺激でも覚醒せず、気道確保・呼吸管理がしばしば必要で、循環にも影響を及ぼすことがある。

そのため、最近では鎮静を必要とする検査や治療は麻酔科の管理のもとで行う施設が増えてきています。このように「診断的あるいは治療的処置が行われる患者に対して、麻酔科医が要請されて行う麻酔管理」のことを監視下麻酔管理（monitored anesthesia care：MAC）といいます。

「鎮静＝全身麻酔」とはかぎりませんが、鎮静レベルの境界は曖昧で、鎮静の延長線上に全身麻酔があることからも、鎮静と全身麻酔のはっきりとした区別は難しいです。

文献

1） 日本麻酔科学会．安全な鎮静のためのプラクティカルガイド．https://anesth.or.jp/files/pdf/practical_guide_for_safe_sedation_20220111.pdf（2024 年 1 月閲覧）．
2） 吉田圭佑．オペナースの疑問、3 分で解説します！　大阪，メディカ出版，2021，113．
3） 谷真規子．全身麻酔と局所麻酔．Hospitalist．4（2），2016，384-91．

Q 19

手術室看護師から病棟看護師への申し送りで、大事なポイントは？

術後の異常の早期発見と合併症予防に役立つ3つのポイント

手術終了後、病棟看護師は手術室看護師にどんなことを確認しておけばいいのでしょうか。日本手術医学会の手術医療の実践ガイドラインには、手術室看護師に向けて「病棟看護師に対しては、患者が受けた手術が理解できるよう、麻酔方法、手術の経過および内容を申し送る。さらに、病棟看護師が術後の異常の早期発見、合併症予防を継続看護にいかすことができるよう、患者の術中の状態および継続する問題と看護計画を正確に申し送る」と記載されています[1)]。

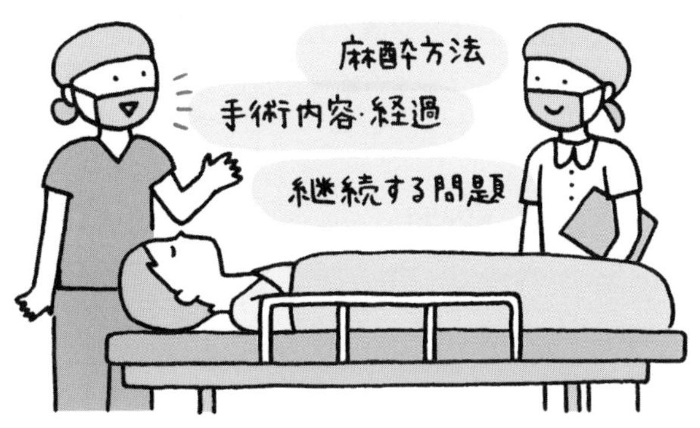

1 麻酔方法

麻酔方法によって術後のトラブルの種類や管理方法が異なります。もともと脊髄くも膜下麻酔で予定していた手術が全身麻酔に移行することもあるため、どんな麻酔で手術を行ったのかは確認しておく必要があります。

全身麻酔

覚醒状態や呼吸状態、循環動態に注意が必要です。

脊髄くも膜下麻酔

麻酔レベル※の管理が必要です。退室直前の麻酔レベルを聞いておきましょう。

※麻酔レベル：麻酔高とも言います。麻酔の効果がどの範囲まで残っているのかを確認することです。皮膚をアルコール綿のパッケージの角でツンツンする（ピンプリックテスト）か、アルコール綿でひんやりするか聞きます（コールドテスト）。

「ちくびはイヤよ（T4）＝T4（乳首の位置）まで麻酔が効いている場合は、呼吸や循環が抑制されてヤバい」と覚えておいてください。

硬膜外麻酔

おもに全身麻酔と併用します。脊髄くも膜下麻酔と併用することもあります。術後鎮痛としても使用します。術後に足のしびれや運動障害などがあれば硬膜外血腫を疑う必要があります。

2 手術の経過および内容

手術が予定通りに行われたのかを確認します。ドレーンの留置部位も確認しておきましょう。複数のドレーンが入っている場合には、排液バッグに正しい留置部位が記載されているかも確認しましょう。

また、手術中に起こったイベントも確認します。例えば、術中に出血が多かった、抗菌薬でアレルギー反応が出た、突如 SpO_2 が下がった、針やガーゼが紛失した、などです。術後にこれらの影響が出る可能性があるため、注意して観察しましょう。なお、針やガーゼを紛失後に見つからなかった場合には術後にX線検査を行い、異物が写っていないかどうかを確認する必要があります。

3 継続する問題

抗菌薬の最終投与時間

病棟で投与する時間を判断するために情報が必要です（Q23参照）。

鎮痛薬の投与時間

手術終了前に鎮痛薬としてアセリオ®を投与した場合は、次回の投与まで4〜6時間間隔を空けなければいけません。術後、それまでに患者さんが痛みを訴えた際は、ロピオン®など他の種類の鎮痛薬を選択する必要があります（Q21参照）。

硬膜外鎮痛、IV-PCA

IV-PCAには麻薬が入っていますが、硬膜外鎮痛は局所麻酔薬単独のこともあります。PONV（術後悪心・嘔吐）がひどかった場合に、麻薬を中止したり、疼痛時の頓服としてソセゴン®が入っていた場合には麻薬拮抗性鎮痛薬なので投与できなかったりします。

皮膚障害、神経障害

手術体位によって皮膚障害、神経障害が起こった場合は継続して観察、記録が必要です。

文献

1） 手術医療の実践ガイドライン（改訂版）2013. http://chinaacac.cn/chinaacac2/upFiles/download/2013082437111641.pdf（2024年1月閲覧）.

Q
20

手術室看護師から「リバースしました」と申し送りがありました。リバースってなんですか？

全身麻酔とは？

全身麻酔の目的は「鎮静、鎮痛、筋弛緩」です（☛Q19参照）。３つのうち１つでも欠けると患者さんは地獄です。例えば筋弛緩だけが効いている場合、患者さんは動かない（動けない）ので一見麻酔がかかっているように見えますが、意識はあるのでいわば金縛りと同じ状態です。しかも鎮痛が効いていないので、皮膚切開を始めると激痛で頻脈や高血圧となります。

「鎮静、鎮痛、筋弛緩」の３つの効果を得るために、鎮静薬、鎮痛薬、筋弛緩薬を使用します。

リバース＝麻酔を覚ますために拮抗薬を投与すること

手術終了時には麻酔を覚ます必要があり、そのために拮抗薬を投与することをリバースといいます。広い意味でのリバースは麻酔薬全般、つまり鎮静薬、鎮痛薬、筋弛緩薬の効果を減少させるためにそれぞれの拮抗薬を使用することをいいます。しかし、申し送りでの「リバースしました」は、「筋弛緩薬の拮抗薬を使用しました」という意味合いで使われることが多いです。

リバース後は再クラーレ化に注意

拮抗薬を使用していったん筋弛緩状態から回復したと思っても、再び筋弛緩作用が発現することがあります（表1）[1]。これを再クラーレ化とい

表1 再クラーレ化の一例（文献1より作成）

時刻	経過
12:09	手術終了
12:40	筋弛緩の拮抗薬投与。自発呼吸再開確認後に抜管し、指示動作に従うことを確認。バイタルサインに異常なし。呼吸数10、上肢挙上可、発語あり
12:44	病棟へ移動し、心電図・SpO_2モニター装着
14:00	SpO_2低下でモニターアラームあり。心拍数150、血圧180/99、$SpO_2$85
14:05	自発呼吸なし
14:10	バッグバルブマスクによる補助呼吸で$SpO_2$95に回復
14:46	筋弛緩拮抗薬追加投与
14:48	自発呼吸再開

います。再クラーレ化は筋弛緩薬の量が少なかった場合などに起こるとされています。手術室から戻った後に病棟で再クラーレ化を起こして呼吸が停止した事例もあるので、「リバースしました」という申し送りがあれば、筋弛緩薬のリバースであることを確認し、術後数時間は特に呼吸状態について慎重に観察する必要があります。

ちなみに最近よく使用する筋弛緩薬はロクロニウム（エスラックス®）で、拮抗薬はスガマデクス（ブリディオン®）です。

リバースしました
筋弛緩薬の拮抗薬ですね！
呼吸状態に注意しよう！

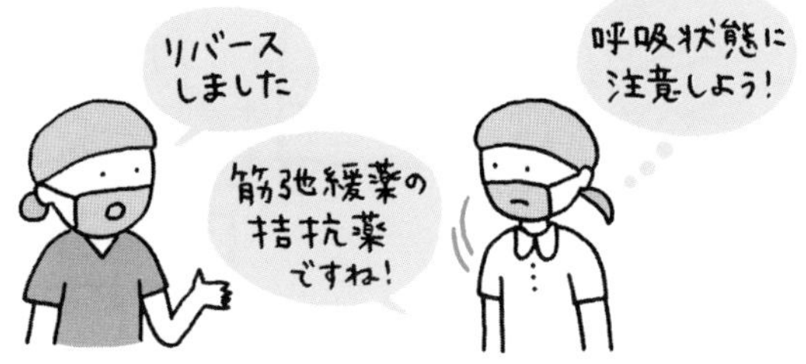

文献

1）ブリディオン®に関する大切なお知らせ. https://www.msdconnect.jp/wp-content/uploads/sites/5/2023/12/bridion_attention_call.pdf（2024年1月閲覧）.
2）筋弛緩ポケットブック. https://www.msdconnect.jp/wp-content/uploads/sites/5/2023/12/BRI-_kinshikan_pocketbook.pdf（2024年1月閲覧）.

Q 21

手術室看護師から「手術終了前の○時○分にアセリオ®を投与しました」という申し送りが多いのは、なぜですか？

事前に鎮痛薬を投与して術後の疼痛を軽減

手術終了前（麻酔覚醒時）にアセリオ®などの鎮痛薬が投与されることがあります。これは痛みが発生する前に鎮痛薬を投与することで、痛み刺激が中枢神経系に到達しないようにして痛みの起因物質の発生を抑え、術後鎮痛を軽減させる“先行鎮痛”[1)]の考え方に基づいたものです。術後に定期的に鎮痛薬を投与する（例：アセリオ®を6時間ごとに投与）のも同じ理由ですね（Q43 参照）。

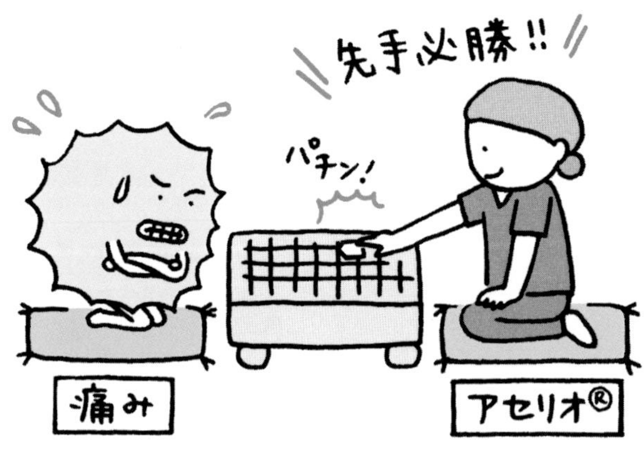

なぜアセリオ®？ ロピオン® ではダメ？

先行鎮痛では、アセリオ®（アセトアミノフェン）のほかにロピオン®（フルルビプロフェン）が使用されることもあります。しかし、ロピオン®

の効能としては「術後、各種がんにおける鎮痛」と添付文書に記載されており、術後と指定があるため術中に使用することは保険適用外との意見もあります。また、効能は鎮痛のみしか記載がないため、発熱時の投与も保険適用外となる可能性が高いです。

アセリオ®の効能は「経口製剤および坐剤の投与が困難な場合における疼痛および発熱」とされており、投与時期の制限がないためアセリオ®が選択されることが多いようです。

申し送りを受けたらどうしたらいい?

アセリオ®は多くの場合、術後鎮痛の第一選択薬となりますが、アセリオ®の添付文書には「投与間隔は4～6時間以上とし、1日総量として4000mgを限度とする」と記載されています。手術終了前にアセリオ®を投与していた場合、次回の使用まで最低4時間は間隔を空ける必要があるため、いつアセリオ®を投与したのかという時間の情報は重要です。

もし投与から4時間以内に患者さんが痛みを訴えた場合は、ロピオン®などアセトアミノフェン以外の薬剤を使用するといいでしょう。

文献

1) Kissin, I. Preemptive analgesia. Anesthesiology. 93(4). 2000, 1138-43.
2) 平島潤子ほか. フルルビプロフェン、アセトアミノフェンの術中使用について教えてください. LiSA. 24 (3), 2017, 230-3.

Q 22 麻酔科の先生が、よく手背に末梢ルートを入れるのはなぜですか？ 手背に挿入されていると患者さんが不便そうなのですが……。

麻酔科医が末梢ルートを手背に挿入する 3 つの理由

確かに麻酔科医が手術中に末梢ルート確保を行う場合は、手背に挿入することがよくあります。病棟看護師としては、患者さんの手背に末梢ルートが入っていると手を洗いにくかったり、日常生活に支障をきたすことが多いため、前腕など別の場所に入れてほしいと思うこともあるでしょう。麻酔科医はどうやって末梢ルートを挿入する場所を選んでいるのでしょうか。その思考過程を知ると、なぜ手背なのかという理由がわかってきます。

1 手背は静脈炎リスクがもっとも低い

末梢ルート確保の際には基本的に上肢が第一選択になります。2011 年に発表されたアメリカのガイドライン[1)]では、成人の場合は上肢に留置すること、下肢に留置した場合は静脈炎のリスクが高くなるためなるべく早く上肢に穿刺し直すことが推奨されています（ただし小児は上肢、下肢どちらでも留置できるとされています）。また、上肢の中でも手背よりも前腕のほうが静脈炎リスクが高い[2)]という報告もあります。

静脈炎とは静脈壁内膜の炎症です。pH や浸透圧などで刺激が強い薬剤投与で起こる化学的静脈炎、カテーテルが血管内で動くことで起こる機械的静脈炎、細菌が混入することで起こる細菌性静脈炎があります。

静脈壁が炎症すると点滴漏れ（血管外漏出）になることもあります。術中の点滴漏れは麻酔薬などの重要な薬剤を確実に投与できない事態となるため、麻酔科医は末梢ルート確保の際に静脈炎のリスクがもっとも低い手背を選択しているというのが 1 つの理由です。

2 手背は穿刺しやすく神経損傷しにくい

静脈は中枢側よりも末梢側のほうが皮膚表面に浮き出ていて穿刺しやすいです。また、皮膚表面の血管は神経損傷のリスクが低いとされています。前腕への末梢ルート挿入は患者さんの日常生活に支障をきたしにくいですが、穿刺する場所によっては神経損傷のリスクがあります。特に手関節から5cm以内の橈側皮静脈は神経損傷がよく起こる場所として有名です。その点、手背は神経損傷のリスクが低いとされています。

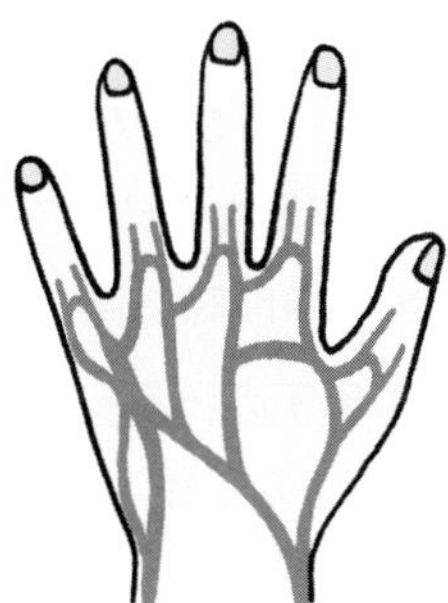

3 穿刺失敗時に備える

穿刺を失敗すると、血管に穴が開いた場所から薬剤が血管外に漏れてしまう危険性があります。そのため再穿刺はより中枢側から行わなければいけません。中枢側を第一選択にした場合、もしも失敗したら穿刺する場所が限られてしまうということもあり、より末梢である手背を第一選択にしているという理由もあります。

文献

1） O'Grady, NP. et al. Summary of recommendations：guidelines for the prevention of intravascular catheter-related infections. Clin Infect Dis. 52(9), 2011, 1087-99.

2） Heng, SY. et al. Peripheral vein thrombophlebitis in the upper extremity：a systematic review of a frequent and important problem. Am J Med. 133(4), 2020, 473-84.

3） 森寛行．末梢静脈路確保．Hospitalist．8（3），2020，469-76.

4） 三股亮介ほか．ブラインド穿刺の理屈：末梢血管（静脈・動脈）穿刺．LiSA．28（4）、2021，378-82.

Q 23

術中・術後に感染予防のために抗菌薬を投与しますが、それでさまざまな感染に対応できるのですか？

術中・術後の抗菌薬投与の目的

術後感染症には、手術をした場所で起こる手術部位感染（surgical site infection：SSI）と、肺炎や尿路感染、カテーテル感染など手術部位以外で起こる遠隔部位感染（remote infection：RI）の２つがあります。

SSIの原因のほとんどは、皮膚を切開して臓器などにアプローチするときに皮膚の常在菌が創部を汚染することや、消化器外科手術だと消化管内の腸内細菌が創部や腹腔内を汚染することです。一方、RIは院内環境や医療従事者の手指の汚染など、医療従事者が感染させてしまうことが多いです。

術中・術後に抗菌薬を投与する目的はSSIの発症を抑えることであり、原則としてRIは対象としていません。

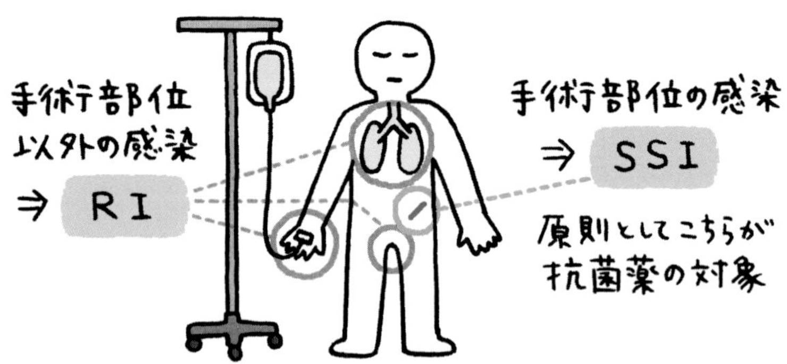

術中の抗菌薬はいつ投与する?

抗菌薬使用のガイドラインでは「創部を切開する1時間以内に投与を開始すること〔バンコマイシンやキノロン系薬（レボフロキサシンなど）は2時間前から投与〕」とされています[1)]。手術が長時間に及ぶ場合には追加投与を行います。その際は半減期の2倍の間隔で再投与します。例えば、半減期が1.2〜2.2時間のセファゾリンであれば3〜4時間ごとに追加します。また、術中に1,500mL以上の大量出血が起こった場合は血液とともに抗菌薬も体外に喪失するため、決められた投与間隔を待たずに追加投与を行います。

術後の抗菌薬は帰室後、何時間後に投与する?

抗菌薬使用のガイドラインでは「術後も抗菌薬を継続する場合の投与間隔は、セフトリアキソンを除くセファロスポリン系は8時間（1日3回）を基本とし、初回術後投与は術前投与もしくは最終の再投与から8時間後とする」とされています[1)]。もっともよく使用する抗菌薬はセファロスポリン系薬剤のセファゾリンであり、例えば術中の最終投与が15時だった場合、術後投与は8時間後の23時になります。つまり、術後の抗菌薬投与のためには術中の最終投与時間の情報が必要になります。

腎機能障害の患者さんには注意が必要

ほとんどの抗菌薬は腎臓から排泄されるため、腎機能障害がある場合は抗菌薬の排泄遅延によって血中濃度が上昇し、薬効の増強や副作用の発言頻度が増大する可能性があります。腎機能障害の患者さんは、腎機能に応じて投与間隔を延長します。

文献

1） 日本化学療法学会HP. 術後感染予防抗菌薬適正使用のための実践ガイドライン. https://www.chemotherapy.or.jp/modules/guideline/index.php?content_id=62（2024年1月閲覧）.

Q 24 最近流行りのロボット手術って、いったいどんな手術ですか？

もともとは軍事用に開発された手術法

ロボット手術は、遠隔地から手術を行うことを目的に 1980 年代後半にアメリカで開発されました。もともとは戦場で負傷した兵士に対して安全な場所から手術を行うために考えられた技術が民間用に転用されて開発が進みました。そして 2001 年にニューヨークの病院にいる外科医がフランスにいる患者さんの胆嚢摘出術を世界で初めて成功させました。

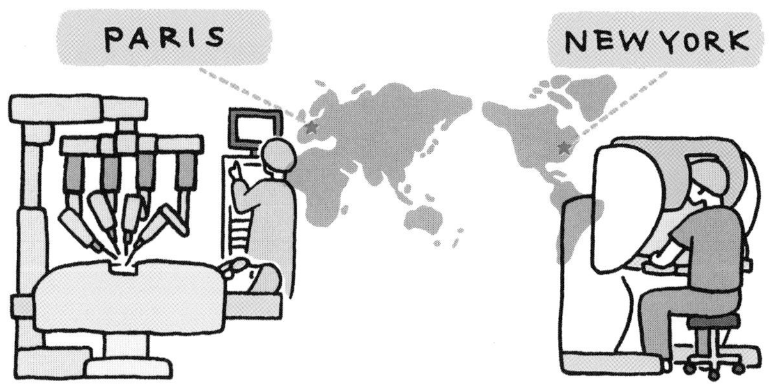

ロボット手術が増加している理由

しかし、昨今急激にロボット手術が広がりを見せているのは、遠隔操作できるという点ではなく、ロボット手術のほうがより細かくて丁寧で安全に手術できるという理由からです。

現在広く使用されている手術支援ロボットであるダヴィンチは、複数の関節を持つ鉗子や手振れ防止機能、高解像度の3D画像などの優れた機能を有しており、これによって手術成績の向上や機能温存のメリットが明らかになりました（表1）。特に、泌尿器科領域で出血量の減少や合併症の軽減、性機能の温存などに有用であったという報告が相次ぎました。

表1 ロボット手術のメリット

●複数の関節を持つ鉗子	ロボットアームに取り付けられる鉗子の可動域は人間の手を超えており、人間の手以上に自由な動きが可能
●手振れ防止機能	細い血管の縫合や神経の剥離などの細かい作業中に、手先の震えが鉗子に伝わらない
●高解像度の3D画像	高解像度のうえ、5～15倍までズームできるため、細かい神経や血管まで捉えて正確な操作が行える
●術者が疲れにくい	腹腔鏡下手術では目線より上にあるモニターを見ながら手術を行うが、ロボット手術は座ったまま下を向いて操作を行える

日本でのロボット手術

日本でも2000年からロボット手術の治験が始まりましたが、正式に認められた（保険収載された）のはロボット手術による前立腺全摘除術で、2012年のことでした。その後2016年には腎部分切除術、2018年には婦人科、消化器外科、呼吸器外科、心臓血管外科領域でも実施が可能になり、日本でもロボット手術は急速に広がっています。

文献

1） 松本純夫．ロボット外科手術の時代の変遷．Phama Medica．39(4)，2021，9-12．

Q 25 ロボット手術特有の合併症はありますか?

手術体位による合併症が多い

腹腔内の手術は高度な頭低位や頭高位にすることが多いです（表1）。これは、重力で腹腔内の臓器を除けて視野や空間を確保するためです。腹腔鏡下手術での傾斜角度は 10〜20 度程度ですが、ロボット手術では一度ロボットを患者さんにドッキングしてしまうと手術台の傾斜を変えにくいため、確実に腹腔内の視野や空間を確保できるように初めから傾斜角度を20〜30 度とやや急にする場合があります（ドッキング後に傾斜を調節できるロボット手術専用ベッドもあります）。

またロボット手術はロボットの準備や片付けの時間が必要になるため、今までの開腹手術や腹腔鏡下手術よりも手術時間が長くなる傾向にあります。

これらから、ロボット手術では無理な手術体位で長時間の手術を行うことによって、末梢神経障害、下肢コンパートメント症候群、視神経障害などの合併症が起こりやすいとされています。

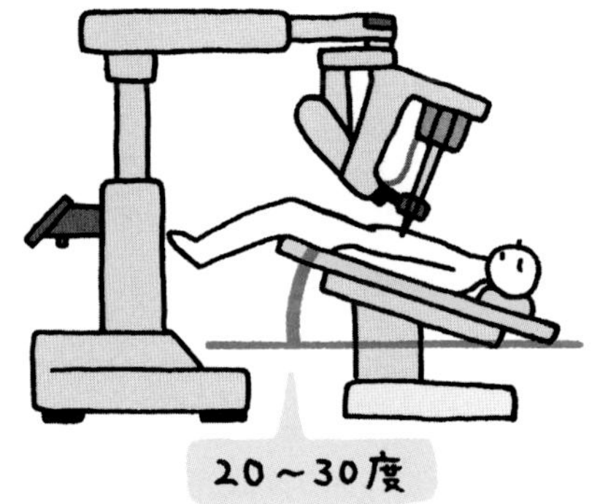

表1 おもな腹腔内のロボット手術における体位

泌尿器科	前立腺全摘除術	砕石位（頭低位 20～30 度）
	膀胱全摘除術	砕石位（頭低位 20～30 度）
消化器 肝胆膵外科	胃切除・胃全摘術	仰臥位（頭高位 10～15 度）
	直腸切除術	砕石位（頭低位 20～30 度）
	膵切除術	仰臥位（頭高位 10～15 度）
婦人科	子宮全摘出術	砕石位（頭低位 20～30 度）

※施設によって異なる。

1 末梢神経障害

上肢の末梢神経障害

高度な頭低位の場合、身体がずり落ちないように肩を支持器で支えますが、支持器による肩の圧迫が原因で腕神経叢障害を起こすことがあります。症状は上肢から肩にかけての痛み、上肢の運動障害、手指のしびれです。

下肢の末梢神経障害

高度な傾斜の砕石位を長時間維持することで、股関節の過度な屈曲・外旋、腓骨頭の圧迫により下肢の神経障害を起こすことがあります。症状は下肢の痛み、しびれや運動障害です。

2 下肢コンパートメント症候群

コンパートメント症候群とは、挫滅した筋肉が筋膜、骨間膜、骨などに囲まれた筋区画で腫脹した結果、内圧が上昇して血行障害をきたす病態をいいます。原因はおもに外傷や外的圧迫ですが、術中の固定具による下腿の長時間の圧迫でも起こり得ます。特に砕石位と頭低位を併用した体位で、手術時間が長時間に及んだ場合に起こりやすいとされています。症状は痛み、しびれ、腫脹・緊満、蒼白、末梢動脈触知不可です。

3 視神経障害

頭低位による眼圧上昇で網膜の動静脈の血行障害をきたし、視神経障害を起こすことがあります。症状は視野欠損で、最悪の場合には失明するケースもあります。特に、緑内障の患者さんは術中の急な眼圧上昇に対する代償が働きにくく、視神経障害が発生しやすいと考えられています。場合によってはロボット手術を禁忌とするという報告もあります。

文献

1） Maerz, DA. et al. Complications of robotic-assisted laparoscopic surgery distant from the surgical site. Br J Anaeth. 118(4), 2017, 492-503.
2） 佐伯淳人．砕石位術後の下肢コンパートメント症候群．LiSA．30（2），2023，194．
3） 小林裕貴ほか．高度頭低位による眼圧上昇：術後視機能障害との関連．LiSA．22(8)，2015，198．

第3章

術後編

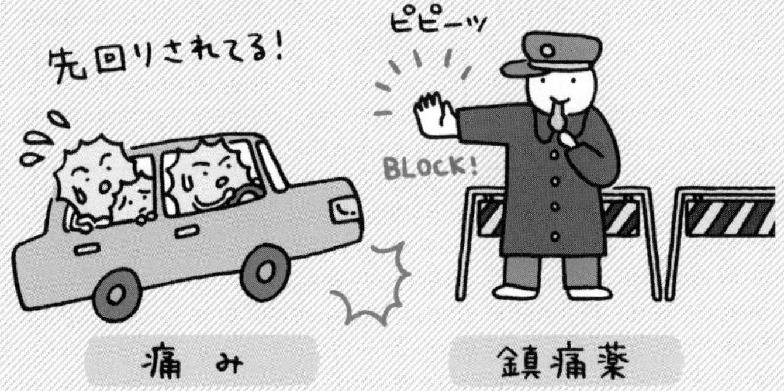

Q 26

手術室から病棟までの移送中は、どんなことに注意したらいいですか？

手術直後は患者さんがもっとも危険にさらされる

手術直後は、一般的に患者さんがもっとも危険にさらされる時期といえます。手術中はさまざまな生体モニターを装着して、術者、麻酔科医、手術室看護師などがバイタルサインや全身状態の変化に目を光らせています。しかし手術が終了するとモニター類は外されて、バイタルサインのチェックもおろそかになりがちです。病棟に帰れば再度モニターを装着するでしょうが、手術室から病棟までの移動時はパルスオキシメーターのみ装着しているという施設も多いのではないでしょうか？

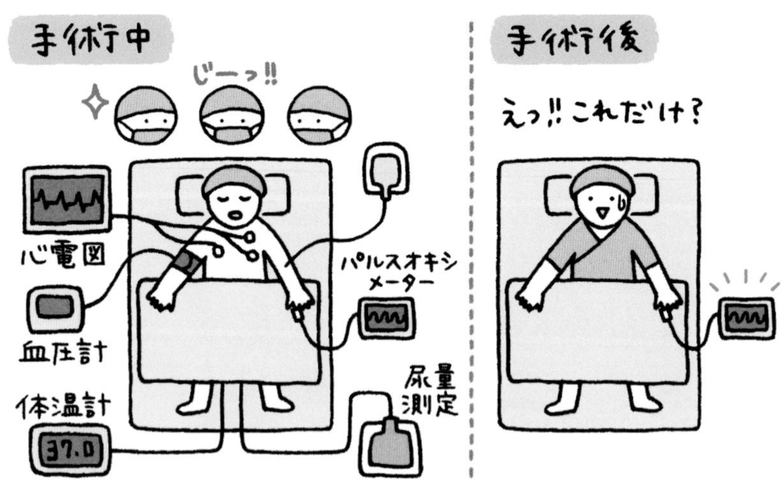

全身麻酔直後の合併症に多い気道トラブルとは

では、手術直後にどんな危険があるのでしょうか。図1は全身麻酔直後にどんな合併症が起こっているかを調べた調査結果です。もっとも多かったのは悪心・嘔吐（postoperative nausea and vomitting：PONV）（9.8%）で、次に気道トラブル（6.9%）、そして低血圧（2.7%）、不整脈（1.4%）、高血圧（1.1%）などの循環器系の合併症、せん妄（0.6%）と続きます[1)]。

これを見ると、術直後は気道トラブルの発生率が高いことがわかります。気道トラブルでもっとも多いのが気道閉塞です。術直後の気道閉塞は、鎮静薬や筋弛緩薬の効果が残存して舌根沈下することで起こる場合が多いです。他には、抜管の刺激で喉頭が痙攣して声帯が閉鎖するといったこともありますが、これは抜管直後に起こるため、移送中には起こりにくいと考えられます。

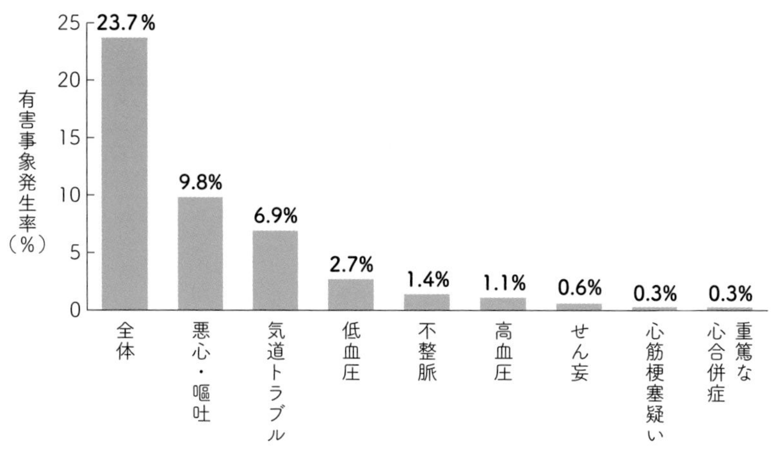

図1 全身麻酔直後の有害事象（文献1をもとに作成）

1 気道閉塞はどんな患者さんに起こりやすい？

肥満患者はもともと気道が狭く、気道閉塞を起こしやすいです。また、術中に大量輸液・輸血が行われた場合（そのような症例はICUに行く場合が多いですが）や、下腹部のロボット手術・腹腔鏡手術で長時間頭低位だった場合には、気道浮腫から気道閉塞を起こしやすくなります。

2 気道閉塞の対応

気道閉塞の症状は、SpO_2低下、吸気時の喘鳴、呼吸困難（覚醒していれば）などです。移送中は常に患者さんの呼吸状態に注意し、気道閉塞が疑われたらすぐに応援を呼びましょう。そして、頭部後屈顎先挙上で気道確保を行いながら酸素投与を行います。救急カートが届いたらバッグバルブマスク換気、換気が入りづらければ経鼻エアウェイや経口エアウェイ、それでもダメなら再挿管です。

術直後にもっとも注意すべきことは気道閉塞であり、移送中はパルスオキシメーターによるSpO_2のモニタリングが必須です。

文献

1） Hines R. et al. Complications occurring in the postanesthesia care unit: a survey. Anesth Analg. 74(4), 1992, 503-9.

Q 27 術直後には何を観察したらいいですか？

術後合併症

1 気道閉塞は術直後も注意

手術直後の病棟への移送中は気道閉塞にもっとも注意すべきとQ26で解説しましたが、気道閉塞は移送中だけではなく術直後2～3時間の間にも起こりやすいので、注意して観察しましょう。

2 血圧や心拍数の変化へのアセスメントが必要

また、全身麻酔直後の合併症の発生率を示したQ26の図1によると、気道閉塞などの気道トラブルに続いて、低血圧、高血圧、不整脈、心筋梗塞、重篤な心合併症などの循環器系の合併症が発生しています。術後には血圧や心拍数の変化が起こりやすいため、何が原因で変化しているのかをアセスメントする必要があります。血圧や心拍数の変化のアセスメントを単純化するとこうなります。

- 血圧低下・心拍数増加・尿量低下➡脱水、術後出血
- 血圧低下・心拍数不変～低下➡硬膜外鎮痛（局所麻酔薬）
- 血圧上昇・心拍数増加➡疼痛、悪心・嘔吐、不安など

血圧が下がって、心拍数が増えて、尿量が減っていれば、脱水や術後出血などの循環血液量が減少する病態を考えます。

血圧が下がって、心拍数があまり変わらない、または徐脈気味の場合は硬膜外鎮痛によるものを考えます。これは局所麻酔薬で起こりやすく、オピオイド単独のIV-PCAでは起こりにくいです。

血圧、心拍数も上がっている場合は、疼痛、悪心・嘔吐、不安などの苦痛症状によることが多いです。

もちろんこんなに単純にいかないこともありますが、基本として覚えておくといいでしょう。

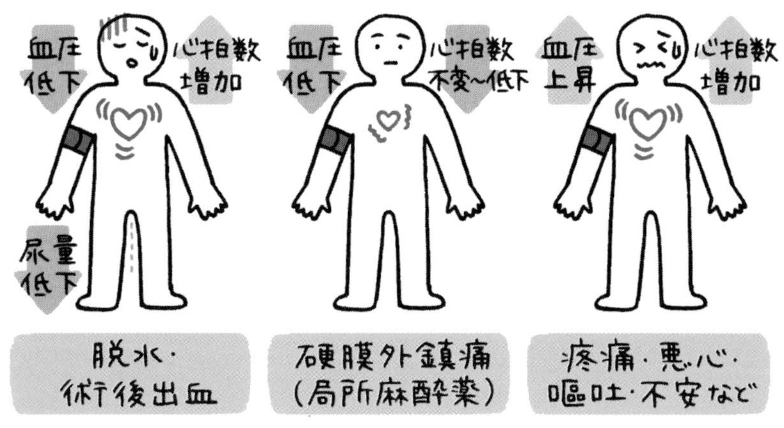

3 心筋梗塞が起こることも

術後の低血圧や不整脈は、まれではありますが心筋梗塞などの重篤な疾患が原因になっている場合があります。それを見逃さないことが重要です。

周術期の心筋梗塞の大半は、術後48時間以内に発症し、胸痛や心電図変化がみられにくいことが特徴です[1~3]。心筋梗塞の心電図変化というとST上昇が代表的ですが、周術期の心筋梗塞では陰性T波やST低下がみられることが多いようです。これはなぜかというと、通常、心筋梗塞は冠動脈が血栓で詰まることで発症しますが、周術期の心筋梗塞は冠動脈に血栓がなくても血圧変動、頻脈、低酸素などで心筋が虚血になる場合があるためです。

症状が乏しいので心筋梗塞を疑うことが難しいですが、原因がよくわからない低血圧や不整脈を起こした場合は周術期心筋梗塞の可能性を考慮し、トロポニンTなどの心筋マーカー（採血）で評価を行います。

文献

1） Devereaux, PJ. et al. Essay for the CIHR/CMAJ award: impact of the Perioperative Ischemic Evaluation (POISE) trial. CMAJ. 183(6), 2011, E351-3.
2） Botto, F. et al. Myocardial injury after noncardiac surgery: a large, international, prospective cohort study establishing diagnostic criteria, characteristics, predictors, and 30-day outcomes. Anesthesiology. 120(3), 2014, 564-78.
3） Devereaux, PJ. et al. Association of Postoperative High-Sensitivity Troponin Levels With Myocardial Injury and 30-Day Mortality Among Patients Undergoing Noncardiac Surgery. JAMA. 317(16), 2017, 1642-51.

術直後は枕をしないほうがいいでしょうか？

覚醒していない場合は窒息の危険があるため使用しない

しっかりと覚醒していない状況での枕の使用は、舌根沈下による窒息の可能性があるため避けるべきです。また、枕をすることで首が前屈になって気道が狭くなり、窒息を起こしやすくなります。

帰室後数時間経ってしっかりと覚醒していれば、枕を使用しても問題ないと思います。ただでさえ手術当日は眠れない人が多いので、少しでも眠りやすくさせてあげたいものです。

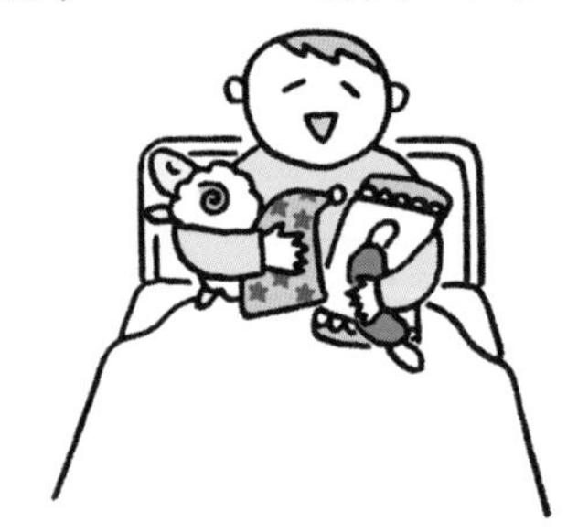

Q 29 なぜルーチンで酸素投与を行うの？酸素投与が必要ない場合との違いは何？

術後ルーチンの酸素投与は早期低酸素血症予防のため

全身麻酔後にもっとも多くみられる合併症は低酸素血症を含む術後呼吸器合併症[1)]で、2〜40%の頻度で起こるとされています。

術後に起こる低酸素血症は、術直後から術後数時間（3〜8時間）に起こる術後早期低酸素血症と、術後2〜7日目までの夜間に起こる術後遅発性低酸素血症に分けられます。術後早期低酸素血症の原因は、麻酔薬や筋弛緩薬の効果残存による呼吸抑制や上気道閉塞、手術侵襲による無気肺や呼吸機能低下などがあります。術後数時間のルーチンの酸素投与は、この術後早期低酸素血症を予防する目的で行われます。

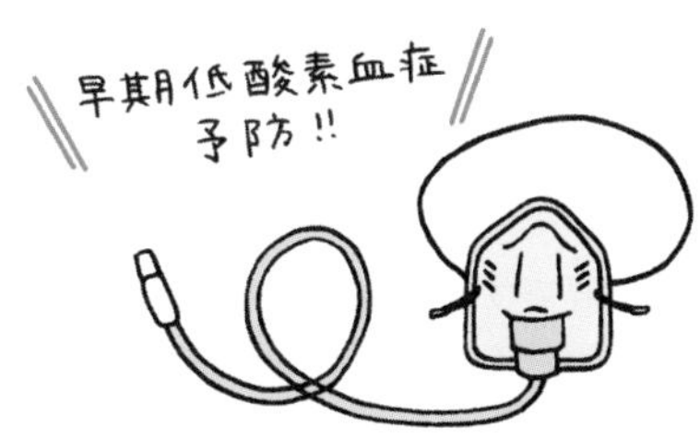

1 発症リスクが高い術後3〜8時間は酸素投与が必要

基本的にはルームエアーでの SpO_2 が術前の値に戻れば酸素投与は必要ありませんが、呼吸抑制や上気道閉塞などの重篤な術後早期低酸素血症の危険性が高い術後3〜8時間程度は酸素投与が必要です。ただし、侵襲の大きな手術や手術終了時間が人手の少ない夜勤帯になるような場合は翌朝まで投与するなど、ある程度余裕をもって酸素を投与することが多いです。

2 低酸素血症になりにくい手術は術後の酸素投与をしない場合も

上腹部手術や胸部手術後は術中に肺が圧迫されて無気肺になりやすいです。また侵襲の大きな手術では、手術侵襲に起因する全身の炎症反応で肺血管透過性が亢進し肺水腫になりやすいです。さらに長時間手術では麻酔薬の使用量が多くなり、呼吸抑制や上気道閉塞が起こりやすいです。これらに当てはまるような手術は低酸素血症になりやすいといえます。

逆にいえば、これらに当てはまらないような手術であれば低酸素血症になるリスクは低く、術後の酸素投与を行わない場合もあります。ただし、その場合は呼吸数や SpO_2 の綿密なモニタリングが必須です。

3 術後遅発性低酸素血症にも注意

術後遅発性低酸素血症は夜間睡眠時に起こり、SpO_2 はときに50%台まで低下しますが、多くは２分以内に回復します。そして、しばしばこれを反復します。

原因は解明されておらず、手術侵襲による無気肺や呼吸機能低下、術後の睡眠パターンの変化による一過性の睡眠時無呼吸ともいわれています。

術翌日には離床も進んで酸素吸入やパルスオキシメーターを外すことが多いですが、術後１週間程度は日中の SpO_2 に異常がなくても夜間睡眠中の低酸素血症に注意が必要です。

文献

1) Canet, J. et al. Postoperative pulmonary complications. Minerva Anestesiol. 76(2), 2010, 138-43.

2) 上嶋浩潤．抜管後に酸素マスクを用いていたが SpO_2 が低め．LiSA．22 (5)，2015，494-6.

Q 30

術後の血圧が200/110mmHg、どうしたらいい？

術後の高血圧は危険！しかし安易な降圧はもっと危険！

1 術後の高血圧が及ぼす悪影響

術後の高血圧は下記のような多くの悪影響を及ぼす危険性があります[1)]。

- 死亡率増加
- 心筋虚血、心筋梗塞
- うっ血性心不全
- 術後出血、血管吻合部の破綻
- 脳出血
- 脳圧亢進
- 高血圧性脳症

一方で、単に血圧が高いだけでは術後合併症リスクにはならず、血圧変動が大きいことが術後合併症のリスクになるという意見もあります[2)]。

高血圧の患者さんは臓器の血流を維持するためにある程度の血圧が必要になります。したがって降圧薬を投与して過度に血圧が下がると臓器血流が維持できなくなる恐れがあります。例えば虚血性心疾患の既往がある場合は、降圧によって冠動脈の虚血、すなわち狭心症や心筋梗塞を引き起こす可能性があります。ほかにも、腎機能障害がある場合はさらに腎機能が悪化したり、頚動脈狭窄がある場合は脳血流の低下をきたしてTIA（一過性脳虚血）や脳卒中を引き起こす恐れがあります。

2 一過性高血圧かどうかをアセスメントする

術後の高血圧でまず考えないといけないことは、痛みや悪心・嘔吐、呼吸困難、尿閉、不安、興奮などの苦痛な症状によって起こる一過性の高血圧を除外することです。このような場合は、鎮痛薬や制吐薬を投与するなど苦痛症状に対処します。

苦痛症状に対処しても高血圧が持続する場合や、そもそも苦痛症状がない場合は、降圧薬の使用を検討します。使用に際して明確な基準はありませんが、血圧を繰り返し測定して180/110mmHg以上が持続する場合は、年齢や病態を考慮したうえで降圧薬を使用してもよいとされています。しかし、急速かつ過剰な血圧低下は脳や心臓の虚血を引き起こす恐れがあるため、降圧薬は160/100mmHg程度を目指して使用し、過度な血圧変動を避けましょう。

絶対に降圧しないといけない高血圧

高血圧緊急症

術後、絶対に血圧を下げないといけない場合があります。それは高血圧緊急症です。高血圧緊急症とは、単に血圧が高いのではなく何らかの臓器障害を伴った高血圧をいいます。次のような疾患で高血圧になっている場合は高血圧緊急症と判断し、早急な降圧治療が必要です。

●高血圧性脳症：もっとも重篤な緊急症で、著しい高血圧で脳に血流が増加して脳浮腫をきたします。意識障害、頭痛、悪心・嘔吐、視力障害、痙攣などを伴います。

●脳血管障害（脳梗塞、脳出血、くも膜下出血）：頭蓋内圧亢進で高血圧になります。

●急性心不全

●急性冠症候群（急性心筋梗塞、不安定狭心症）

●大動脈解離

●悪性高血圧：腎機能障害が急速に進行し、放置すると心不全、高血圧性脳症、脳出血などを発症します。

●術後出血

質問者さんのケースでは、まずは高血圧緊急症、つまり何らかの重篤な疾患を合併していないかを確認します。高血圧緊急症の場合は、動脈ラインを挿入して動脈血圧をモニタリングしながらニカルジピンなどで経静脈的に降圧治療を行うため、ICU に入室になります。

高血圧緊急症でなければ、苦痛を生じる症状がないかを確認します。苦痛症状があればそちらを対処します。繰り返し血圧測定を行い、それでも高血圧が持続している場合には降圧薬の投与を考慮しますが、急激な降圧には注意が必要です。

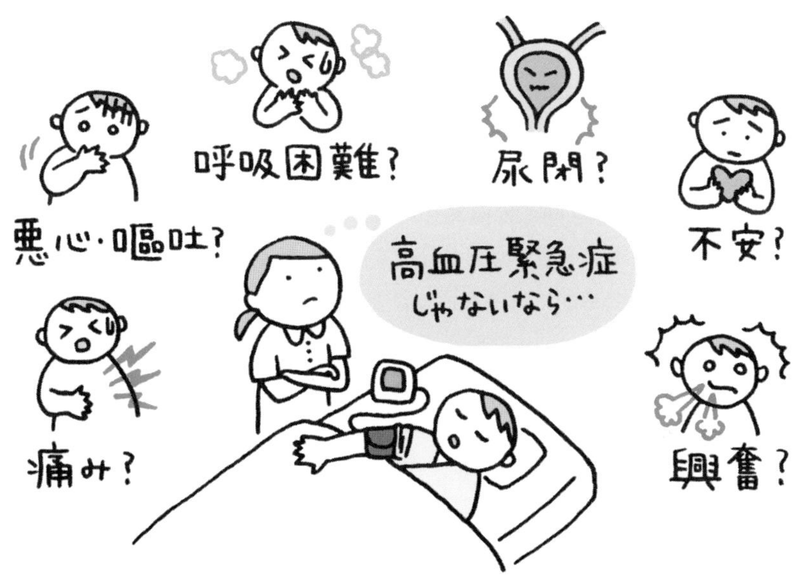

文献

1) Skarvan, K. Perioperative hypertension : New strategies for management. Curr Opin Anaesthesiol. 11(1), 1998, 29-35.

2) 西尾亮. 高血圧症の周術期リスクとマネジメント　周術期の血圧変動において注意すべきこと. Hospitalist. 4 (2), 2016, 248-54.

3) 高血圧治療ガイドライン 2019. https://www.jpnsh.jp/data/jsh2019/JSH2019_hp.pdf (2024 年 1 月閲覧).

Q 31 術後に時々頻脈になる人がいますが、どうしてですか？ どう対応したらいいですか？

術直後は術中の低体温や電解質異常、アシドーシスなどが原因で、不整脈（頻脈も徐脈も）が起こりやすくなります。また、術直後だけでなく術後数日間も痛みや発熱、低酸素血症、脱水、精神的ストレスなどから頻脈傾向になります。

頻脈はなぜ悪いの？

頻脈は心拍数 100 回 / 分以上と定義されています。脈拍が速すぎると心臓に血液が充満する前に心臓が収縮する、いわゆる空打ちの状態になり、心臓から全身に効率的に血液を送ることができなくなることで血圧が維持できなくなります。

また、頻脈になると心筋の酸素消費量が増加するため、狭心症や心筋梗塞後の患者さんの場合は心筋虚血、狭心症発作などを引き起こす可能性が高くなります。

頻脈の種類

頻脈は、心房で起こる上室性頻脈と心室で起こる心室性頻脈に分けられます。上室性頻脈には洞性頻脈、発作性上室性頻拍（PSVT)、心房細動（AF)、心房粗動（AFL）などがあり、心室性頻脈には心室頻拍（VT)、心室細動（VF）などがあります。

致死的なのは心室性頻脈で、特に VF やパルスレス VT（頸動脈が触れない VT）は心停止の状態であり、速やかな心肺蘇生が必要です。対応に迷っている時間はありません。

しばしば看護師が対応に迷うのは、循環動態が安定した頻脈の場合でしょう。しかし、その時点では安定していても放置すれば重篤化することもあるため、早急に医師に報告して対応する必要があります。

循環動態が安定している場合の対応

まずは12誘導心電図で頻脈の種類を同定します。QRS幅、リズム不整の有無、P波がはっきりと確認できるかで判別します（図1）[1]。

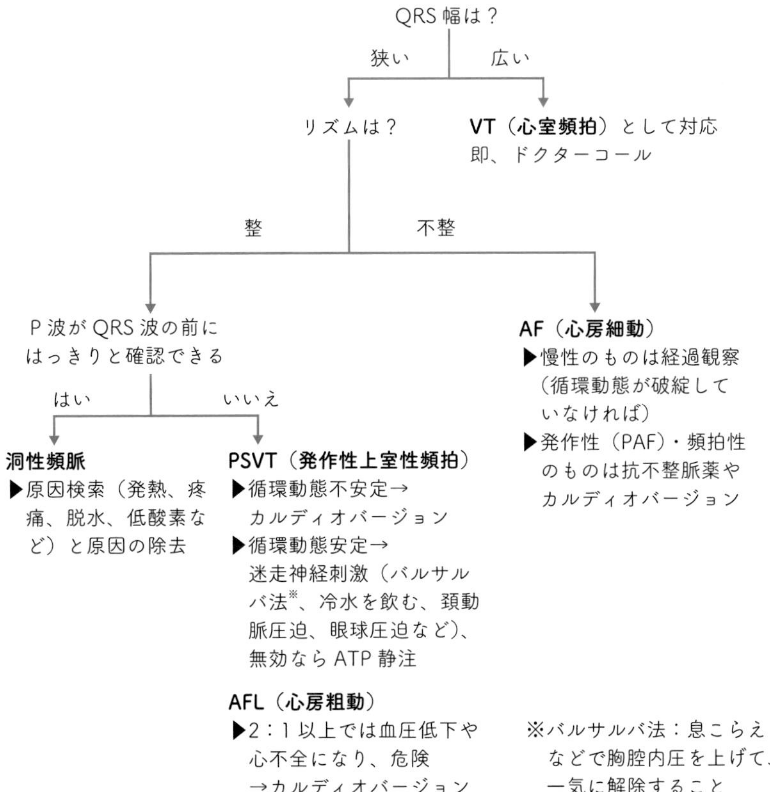

図1 頻脈の種類の判別方法（文献1をもとに作成）

医師から血液ガスや生化学の採血を指示されることもあります。これは脱水や低酸素血症、電解質異常、アシドーシスなどがないかを調べるためです。これらが原因で術後に頻脈性不整脈をきたしている場合があるので、疼痛があれば鎮痛薬、脱水があれば細胞外液補充液の投与など、原因に対する治療を行います。

術後のAF

術後に突然、心房細動（AF）になることがあります。心臓手術、食道切除術、肺摘出術の後、約30%の患者さんに発症する[2]とされており、脳卒中、心筋梗塞、心不全、死亡率を増大させる恐れがあります。多くは頻脈性のAFで発作性心房細動（PAF）ともいいます。

術後AFは術後2日目にもっとも発症しやすく、ほとんどは自然に洞調律に戻ります。出現から2時間以内に洞調律に戻るのが15〜30%、24時間以内が80%以上、術後6〜8週間以内が90%以上と報告されています[3]。

術後にAFを発症したからといって、術後以外に発症した場合と対応に大きな変わりはありません。循環動態が不安定な場合はカルディオバージョン、安定している場合は抗不整脈薬の投与を行います。ただし、慢性的なAFの場合は脳卒中予防に抗凝固療法を行いますが、術後AFは一時的であることから抗凝固療法を行ったほうがいいかは結論が出ていません。

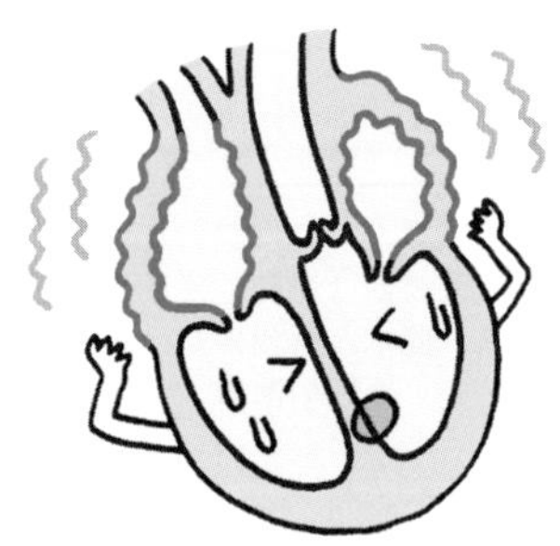

文献

1) 久保健太郎．先輩ナースの看護メモ．東京，照林社，2023，5.

2) Gaudino, M. et al. Postoperative atrial fibrillation: from mechanisms to treatment. Eur Heart J. 44(12), 2023, 1020-39.

3) 大石悠太ほか．術後の心房細動（POAF）．レジデントノート．18（5），2016，957-62.

Q32 術後に時々シバリングすることがあるのはどうしてですか？どう対応したらいいですか？

全身麻酔後はシバリングが起こりやすい

シバリングとは骨格筋の不随意で小刻みな収縮と定義され、簡単にいえば“震え”です。全身麻酔後はシバリングが起こりやすく、発生頻度は20〜70%と報告されています[1)]。頻度の差が大きいのはシバリングの判定基準が主観的であるためと考えられます。

1 シバリングの悪影響

シバリングは単なる震えや不快感という問題ではなく、酸素消費量を安静時の2〜5倍に増加させたり、血管収縮を引き起こして心筋虚血など重大な合併症につながる可能性があります。その他にも眼圧や脳圧の上昇、創部痛の増強などもみられることがあります[1)]。

2 シバリングの原因

人間の体温調節は視床下部でコントロールされており、低体温になると震え、高体温になると発汗してほぼ一定の温度を保とうとします。体温は、個人差はありますが37.0℃±0.2℃という非常に狭い範囲で保たれています。しかし、麻酔薬の多くはこれを±2〜4℃に広げます（体温調節が起こらない体温域を閾値間域といいます）。

術後は閾値間域がもとの非常に狭い範囲に戻りますが、同時に手術侵襲による炎症性サイトカイン産生によって閾値間域が高体温側にシフトすることで、正常体温でもシバリングを起こしやすくなります（図1）[2)]。

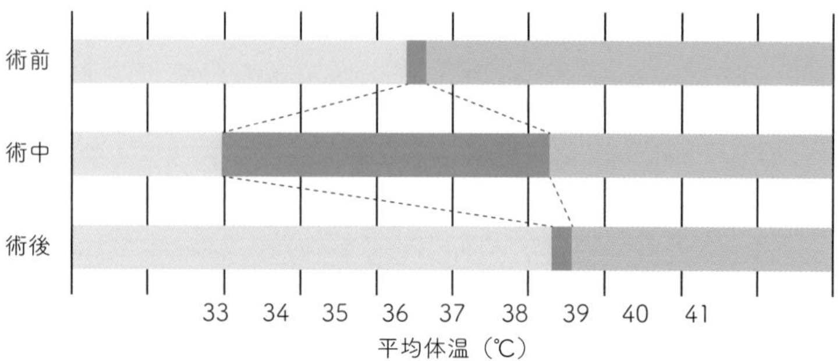

図1 周術期の閾値間域の変化（文献２より転載）

ブル
ブル
術後は
正常体温でも
シバリングが
起こるよ!!

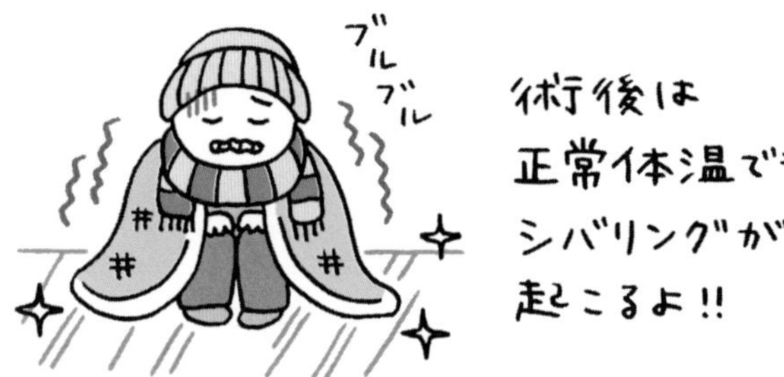

3 シバリングの対応

シバリングの評価指標には、ベッドサイド・シバリング・アセスメント・スケール（BSAS）があります。BSAS２点以上になると酸素消費量や消費エネルギーが大きく増加することがわかっており、１点以下に改善することでシバリングの有害事象を回避できる可能性があります（表1）[3)]。

一般病棟で行える治療は加温（閾値間域まで早く体温を上昇させる）と酸素投与（シバリング中は酸素消費量が増加するため）が基本で、シバリング消失まで行います。NSAIDsやアセトアミノフェンなどの解熱薬は閾値間域の高体温域へのシフトを抑制できますが、治療効果にエビデンスはありません。

表1 ベッドサイド・シバリング・アセスメント・スケール（文献3をもとに作成）

score	定義
0：なし	シバリングを認めない
1：軽度	頚部と胸壁のどちらか、もしくは両方にのみ限局したシバリング
2：中等度	頚部と胸壁に加えて上肢の不自然な動きを含むシバリング
3：重度	体幹部の上下肢の不自然な動きを含むシバリング

文献

1) Hoshijima, H. et al. Incidence of postoperative shivering comparing remifentanil with other opioids:a meta-analysis. J Clin Anesth. 32, 2016, 300-12.
2) 野口信弘ほか．術後シバリング．LiSA 2020 年別冊秋号，2020，177-81.
3) Neeraj, B. et al. Metabolic impact of shivering during therapeutic temperature modulation: the Bedside Shivering Assessment Scale. Stroke. 39(12), 2008, 3242-7.

Q 33 術後3日間は発熱しても問題ないとよく聞きますが、様子をみていてもいいですか？

正常な発熱と異常な発熱を見分けることが大切

発熱は術後にもっとも多く起こる患者さんの異常です。確かに「術後3日間は熱が出るもの」というのはよく耳にします。そもそも術後の発熱とは、何度からが発熱なのでしょうか？ 一般的には38℃以上と定義されています。しかし高齢者は発熱しにくいですし、最近は疼痛コントロールのために解熱鎮痛薬を定期的に投与することも多いので、あまり定義にこだわる必要はありません。

術後に発熱をきたす原因には「生体反応による発熱（正常）」と「合併症による発熱（異常）」があります。

1 生体反応による発熱（正常）

手術侵襲に対する生体反応として、術後2〜3日の間は合併症が起こっていなくても発熱することがあります。このような発熱は、以前は手術部位からの出血、浸出液、壊死物質などを吸収することで生じる反応と考えられており、"吸収熱"と呼ばれていました。最近は手術侵襲に対する生体反応として起こる全身の炎症反応によるものと考えられています。

具体的には、手術侵襲が加わると炎症性サイトカイン〔おもにIL（インターロイキン）-1、IL-6、腫瘍壊死因子（TNF）、インターフェロン（IFN）γ〕が放出されます。これらのサイトカインは、全身の炎症反応を起こすことで組織の修復や病原体の排除などを行います。その反応のひとつとして、サイトカインが視床下部に直接作用してプロスタグランジンの放出を引き起こすことで発熱します。

手術侵襲が小さければ術後に発熱する割合も低くなります。例えば、腹腔鏡下胆嚢摘出術は開腹アプローチよりも術後発熱のエピソードが少なかった[1)]という報告があります。

手術侵襲による発熱は、術後1日目をピークにほとんどは術後2〜3日で解熱します。つまり、術後2〜3日の間に起こる発熱は正常な生体反応による発熱であることが多いため、その場合は発熱していても問題ないといえます。しかし、術後2〜3日の間に起こる発熱のすべてが正常な生体反応による発熱とはかぎりません。

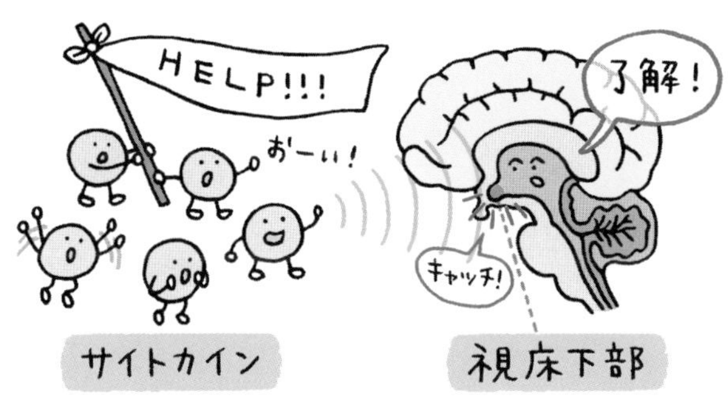

2 合併症による発熱

例えば、消化器外科術後の縫合不全は一般的には術後5〜7日目に起こることが多いですが、major leak（メジャーリーク）といわれる大きな縫合不全は術後48時間以内に起こりやすいです。また、挿管や抜管に関連した肺炎もこの時期に起こります。

さらに、手術部位感染（surgical site infection：SSI）の多くは7日以上経過してから起こることが多いですが、レンサ球菌属やクロストリジウム属による壊死性筋膜炎（重症の蜂窩織炎）は術後1〜3日目で起こり得ます。したがって、術後1〜3日目も創部の観察は重要です。

「術後3日以内の発熱」であっても、合併症による発熱の場合は適切な処置が必要です。発熱時にはかならず異常な身体所見がないかどうかを観察し、合併症が起こっていないかをアセスメントするようにしましょう。

文献

1） Dauleh, MI. et al. Open versus laparoscopic cholecystectomy:a comparison of postoperative temperature. J R Coll Surg Edinb. 40(2), 1995, 116-8.
2） 古谷賢人ほか．術後患者の発熱．Hospitalist．10（4），2023, 547-59.
3） Narayan, M. et al. Fever in the postoperative patient. Emerg Med Clin North Am. 31(4), 2013, 1045-58.

Q 34 術後３日目以降に発熱した場合には、どうアセスメントしたらいい？

術後の発熱を引き起こす感染症を知ろう！

術後３日目までの発熱は正常な生体反応によるもので問題がない場合も多いですが、術後３日目以降の発熱は何らかの合併症が起こっている可能性を考えなければいけません。特に発症リスクが高いのが感染症です。術後に起こる感染症は、手術関連感染症と院内感染症の２つがあります。

手術関連感染症

1 手術部位感染（surgical site infection：SSI）

SSI は創部の感染で、多くは術後７日以降にみられます。SSI は感染する場所の深さによって、表層切開部、深部切開部、臓器 / 体腔の３つに分類されます。

表層切開部位の SSI は創部の発赤・腫脹・疼痛・熱感・排膿などの症状が伴うのでわかりやすいですが、深部切開部位と臓器 / 体腔 SSI は表面から見ただけではわからず、画像検査が必要になります。

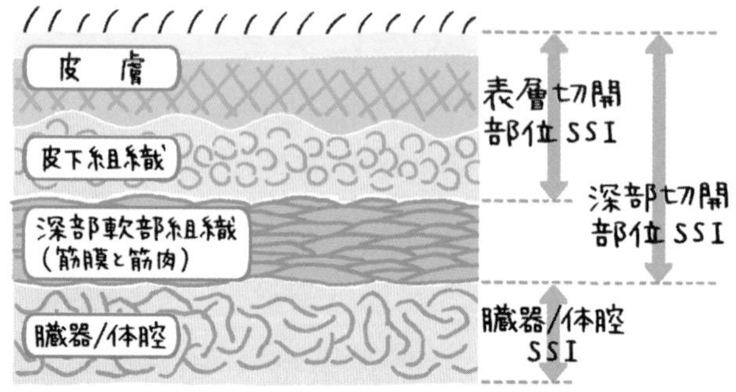

2 診療科別に起こり得る手術関連感染症

手術関連感染症は、診療科によって感染の原因が異なります（表1）。

表1 診療科別のおもな感染の原因

診療科	感染の原因
消化器外科	縫合不全、創感染、腹腔内膿瘍、膵液瘻
肝胆膵外科	胆管炎、肝膿瘍
心臓血管外科	胸骨創感染、縦隔炎、グラフト感染
脳神経外科	髄膜炎、頭蓋内シャント関連感染、硬膜外 / 硬膜下膿瘍
整形外科	人工関節感染
泌尿器科	尿路感染症
婦人科	骨盤内リンパ嚢胞感染、リンパ浮腫による蜂窩織炎

院内感染症

手術関連感染症よりも院内感染症のほうが多いとされています。

1 尿路感染症

術後に発生する尿路感染症は、尿道カテーテル留置に起因することが多いです。尿路感染症には前立腺炎、精巣上体炎、膀胱炎、腎盂腎炎などがあり、症状として発熱、白血球数、CRP 上昇などを認めます。尿路感染症予防のために尿道カテーテルは速やかに抜去することが望ましいです。

●前立腺炎：直腸診で前立腺の圧痛、腫大

●精巣上体炎：陰嚢の発赤、腫大、圧痛

●膀胱炎：頻尿、排尿時痛、残尿感、下腹部痛

●腎盂腎炎：腰痛、側腹部痛、肋骨脊椎角（CVA）の叩打痛

2 肺炎

頻呼吸、SpO_2 低下、片側の呼吸副雑音（coarse crackles）や呼吸音の減弱、膿性痰などの症状があります。血液検査では炎症反応（WBC、CRP 上昇）がみられ、胸部 X 線検査ではすりガラス影、無気肺、片側胸水などがみられます。

3 カテーテル関連血流感染症

中心静脈カテーテル（CVC）だけでなく、末梢静脈カテーテル（PVC）でも起こり得ます。挿入部の感染徴候（発赤、腫脹、排膿など）は PVC では参考になりますが、CVC では約 3%にしか認められないので、感染徴候がないからといってカテーテル感染がないとはいえません。

血液培養２セットに加えて、カテーテル先端培養を行ったり、血液培養２セットのうち１セットはカテーテルからの逆血で採取して、カテーテル感染を診断します。

4 クロストリディオイデス・ディフィシル感染症（CDI）

CDI は抗菌薬投与３～10 日後に水様性下痢を主症状として発症します。CD 抗原とトキシン迅速検査を行います。抗原、トキシンともに陽性の場合は CDI 確定、抗原が陽性でトキシンが陰性の場合は CDI を否定できない、抗原とトキシンともに陰性の場合は CDI を否定できます。

非感染症

感染症ではない疾患でも、術後３日目以降に発熱をきたすことがあります。

5 痛風、偽痛風

痛風も偽痛風も、結晶成分が関節内に沈着して炎症を起こす疾患です。痛風は尿酸、偽痛風はピロリン酸カルシウムの沈着が原因で発症します。どちらも手術が発症のリスク因子になり、症状は四肢の関節の腫脹、発赤、熱感、疼痛を呈します。

6 深部静脈血栓症・肺塞栓症

深部静脈血栓症や肺塞栓症でも微熱がみられることがあります。深部静脈血栓症では下肢または腕の疼痛、腫脹、紅潮などの症状を呈し、肺塞栓症では呼吸困難、胸痛などの症状を呈することがあります。

7 薬剤熱

「薬剤の投与に伴って発熱し、薬剤を中止すると解熱し、他の発熱の原因が明らかでないもの」と定義されます[1]。薬剤熱の原因としては、抗菌薬の使用が 30～52%ともっとも頻度が高くなっています。

文献

1) 藤井元輝ほか．薬剤熱．診断と治療．111 (8)，2023，1105-9.
2) 古谷賢人．術後患者の発熱．Hospotalist．10 (4)，2023，545-59.

Q35 術後に発熱した場合は、解熱薬を投与したほうがいいですか？

術後は「体温38℃以上の発熱時：ロキソプロフェン1錠」のような条件指示が出ていることも多いでしょう。そのため、38℃以上になるとルーチンで解熱薬を投与する場面をよく見かけますが、実はこの対応はあまりいいとはいえません。

とりあえず、
投与されとく？
BAD!
ルーチンは
ダメ!!

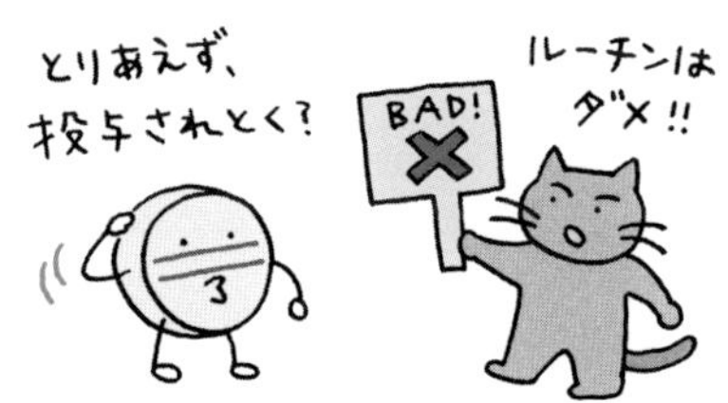

術後の発熱を解熱すべきかはよくわかっていない

周術期の体温管理について、術中の低体温はさまざまな合併症の原因となるため避けるべきということが明らかになっています（Q13参照）。しかし、術後の発熱を解熱すべきかどうかは一定した見解がないというのが現状です。解熱によるメリットとデメリット（表1）を考えたうえで、必要性を判断する必要があります。つまり、解熱のメリットがデメリットを上回る場合に解熱薬を投与したほうがいいということになります。

表1 解熱薬を投与するメリット・デメリット

メリット	倦怠感の軽減、頻脈や頻呼吸の軽減、酸素需要の軽減
デメリット	免疫反応の抑制（感染症の場合は予後悪化の可能性）、解熱薬による副作用（消化性潰瘍、腎障害、肝障害など）、解熱薬による血圧低下

なぜ、発熱時に解熱薬をルーチンで投与してはいけないの？

発熱時にルーチンで解熱薬を投与してはいけない理由は、解熱薬投与によるデメリットがあるからです。デメリットは「免疫反応の抑制」と「解熱薬による副作用」です。

1 免疫反応を抑制してしまうから

発熱は、体内に侵入してきた細菌やウイルスと戦うためにリンパ球や好中球などの免疫系が活性化した結果起こるものであり、かならずしも身体にとって悪いものではありません。むしろ、無理に解熱してしまうと免疫反応を抑制してしまう可能性があります。敗血症に限れば、解熱薬を投与しなかった場合より投与した場合のほうが死亡率が高かった[1)]という報告もあります。

2 解熱薬による副作用があるから

NSAIDs（ロキソプロフェンなど）は消化性潰瘍（胃潰瘍、十二指腸潰瘍）や腎機能障害、アセトアミノフェン（アセリオ®など）は肝機能障害の副作用があることは有名です。また、発熱時に解熱薬を投与すると、発汗して循環血液量が少なくなることで血圧低下をきたすこともあります。

どんなときに解熱薬を投与すべき？

患者さんの倦怠感が強い場合は解熱薬を投与すべきです。また高熱で頻脈になったり、熱を産生するために酸素需要が増えると、もともと心肺機能が悪い患者さんは心不全や呼吸不全になる恐れがあります。心臓、呼吸器などの基礎疾患がある場合は早めに解熱薬を投与するほうが無難でしょう。

逆に、発熱があっても倦怠感がなく、バイタルサインも異常がみられないような場合には経過観察でもいいでしょう。

文献

1) Lee, BH. et al. Association of body temperature and antipyretic treatments with mortality of critically ill patients with and without sepsis: multi-centered prospective observational study. Crit Care. 16(1), 2012, R33.

Q
36

術後の尿量はどのくらい出ていればいいですか？

以前は、尿量は体重 1kg に対して 1 時間当たり 1mL、つまり 1mL/kg/時を目標に輸液量を調節するのがいいと考えられていました。しかし最近はその考え方が少し変わってきています。そもそも術後の尿量の観察が重要なのはなぜでしょうか？

輸液負荷や利尿薬の投与が腎機能を悪化させる可能性も

術後は炎症によって血管内水分がサードスペースに移動※したり、手術侵襲によってストレスホルモンが分泌されて抗利尿に傾いていることが多く、尿量が減少しやすい状態です。術後の尿量減少は腎臓への血流が低下しているサインであり、進行すると尿細管虚血による腎不全を起こすと考えられています。これまでは、腎不全を防ぐためには輸液を負荷して尿量を維持することが重要といわれてきました。しかし、最近では輸液負荷で腎不全を予防することについては疑問視されており、さらに輸液負荷や利尿薬の投与が逆に腎機能を悪化させるかもしれない[1)]という説もあります。というのも、急性腎障害（Acute Kidney Injury：AKI）では輸液量が多い患者さんより少ない患者さんのほうが有意に回復していただけでなく、AKI の増悪因子を調べると一番悪かったのが輸液の入れ過ぎだということがわかりました[2)]。

※サードスペースへの移動とは、手術部位の炎症が起こった場所に血管内の水分が移動・貯留することをいう。

1 過剰な輸液をしないほうがいい理由

術後の尿量減少は輸液が少ないのではなく、手術侵襲によるストレスで抗利尿に傾いていることが原因である場合が多いため、輸液負荷で対処すると余計に浮腫を増大させて合併症を増やしてしまうというのが最近の考え方です。

また、輸液の入れ過ぎは腎機能を悪くするだけではなく、他にもいろいろな合併症を増やすことがわかっています。例えば、術後の輸液量が1日当たり2Lと3Lで比較した研究[3)]では、3L投与した場合は有意に排ガス・排便などの消化管機能の回復が遅れることがわかりました。さらに、輸液を制限した群と標準群を比較した研究[4)]でも、制限群では縫合不全と心肺合併症が減少したと報告されています。

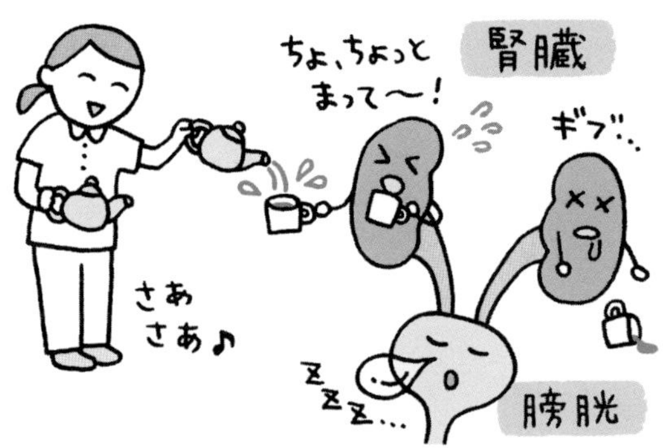

2 輸液を投与したほうがいい場合

過剰輸液はよくないのですが、この問題の難しいところは「尿量は完全には無視できない」ということです。腎機能障害の診断基準[5)]にはRIFLE分類、AKIN分類、KDIGO分類がありますが、すべての診断基準で「尿量0.5mL/kg/時が6時間以上続く場合は腎不全のリスク状態」とされています※※。つまり尿量が1時間あたり体重1kgに対して0.5mL以下の状態が6時間以上続くような場合には輸液を追加したほうがいいということになります。

※※ RIFLE分類では「尿量0.5mL/kg/時以下が6時間以上持続する場合は腎不全のリスク状態」、AKIN分類では「尿量0.5mL/kg/時以下が6時間以上続く場合はAKIのステージ1」、KDIGO分類では「尿量0.5mL/kg/時以下が6〜12時間持続する場合はAKIのステージ1」としている。

文献

1) Nadeau-Fredette, AC. et al. Fluid management and use of diuretics in acute kidney injury. Adv Chronic Kidney Dis. 20(1), 2013, 45-55.
2) Heung, M. et al. Fluid overload at initiation of renal replacement therapy is associated with lack of renal recovery in patients with acute kidney injury. Nephrol Dial Transplant. 27(3), 2012, 956-61.
3) Lobo, DN. et al. Effect of salt and water balance on recovery of gastrointestinal function after elective colonic resection: a randomised controlled trial. Lancet. 359(9320), 2002, 1812-8.
4) Brandstrup, B. et al. Effects of intravenous fluid restriction on postoperative complications: comparison of two perioperative fluid regimens: a randomized assessor-blinded multicenter trial. Ann Surg. 238(5), 2003, 641-8.
5) 藤垣嘉秀. 診断基準（RIFLE, AKIN, KDIGO分類の概要）. 日本内科学会雑誌. 103, 2014, 1061-7.

Q 37

尿道カテーテルを抜去後6時間経っても尿が出ません。再留置したほうがいいですか？

「術後1日目の10時に尿道カテーテルを抜去して、16時まで自尿が出ていない」というケースですね。このように尿道カテーテル抜去後に尿がまったく出ない、出にくい、1回量が少なくて残尿感があるという場合は、術後尿閉（postoperative urinary retention：POUR）を疑います。術後尿閉の発生率は5～70％と報告されています[1)]。

術後尿閉の原因って？

術後尿閉の原因には、硬膜外鎮痛、前立腺肥大症、直腸がん術後、糖尿病、脳卒中、神経疾患、抗コリン薬、βブロッカー、ARBなどがあります。

1 硬膜外鎮痛

術後尿閉はオピオイドを投与している場合に起こりやすいですが、局所麻酔薬単独でも投与量が多いと尿閉をきたします。また、硬膜外鎮痛ではなくオピオイドの静脈内投与（IV-PCA）も、膀胱機能に直接作用するため尿閉を引き起こす可能性があると考えられています。硬膜外鎮痛（IV-PCAも）投与中に尿閉をきたした場合は、一時中止を検討します。

2 前立腺肥大症

50歳以上では術後尿閉のリスクが2.4倍、女性（2.9％）より男性（4.7％）が多いことから、前立腺肥大症は尿閉のリスクになると考えられています。

3 直腸がんの術後

骨盤神経損傷が原因と考えられており、超低位前方切除などの低位で吻合する症例や側方リンパ節郭清を行った症例で多いとされています。

4 併存疾患

糖尿病、脳卒中、神経疾患（脳性麻痺、多発性硬化症、脊髄病変など）などは尿閉のリスク因子とされています。

5 薬物

抗コリン薬（アタラックス®P など）、βブロッカー（アーチスト®など）、ARB（カルデナリン®など）などの薬物は膀胱機能を妨げるため尿閉リスクになるとされています。

術後尿閉が疑われるときはどうしたらいい？

1 脱水の有無をアセスメントする

尿道カテーテル抜去後 5〜6 時間経ったのに尿が出ないから尿閉と判断するのではなく、膀胱に尿が溜まっているかどうかをアセスメントすることが大切です。侵襲の大きな手術の術後 1 日目は脱水にもなりやすい時期です。単に脱水によって尿量が低下しているというケースもあるので、頻脈や口渇といった脱水の所見はないか、尿道カテーテル抜去前の尿量低下はなかったか、今朝の採血で腎機能低下はなかったか、などを確認し、脱水の有無をアセスメントします。

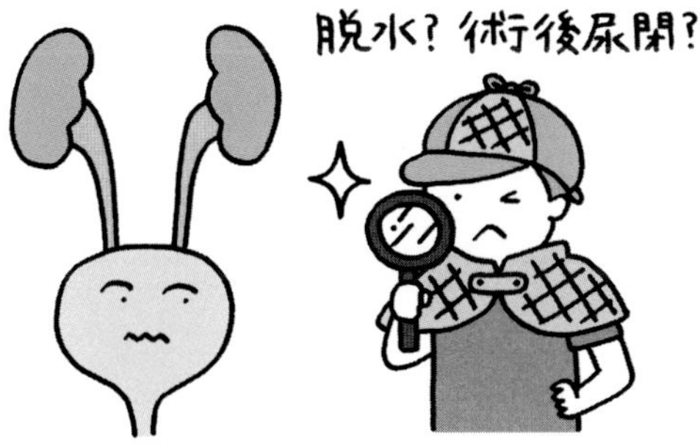

2 膀胱内の尿量を測定して尿閉かを判断する

膀胱に尿が溜まっているかどうかは残尿測定器（リリアム®、ゆりりんなど）を使用すると、非侵襲的に簡単に測定できます。通常、成人の膀胱容量は400〜600mLです。膀胱内の尿量が600mL以上あるのに自尿が出せない場合は尿閉と判断し、導尿あるいは尿道カテーテルを再挿入します。1〜2回導尿すれば自尿が出るケースもあるため、まず最初に導尿を行って様子をみるといいでしょう。

こんな場合は早めに尿道カテーテルを再留置しよう

1つ注意したいのが、尿管ステント（DJカテーテル）を留置している場合、膀胱に尿が充満すると膀胱尿管逆流を起こすことがあります。尿が腎盂に逆流すると腎盂腎炎を引き起こす可能性があるため、尿管ステント留置中の患者さんでは膀胱内尿量が600mL以上でなくても、早めに尿道カテーテルの再留置を行うほうがいいでしょう。

文献

1） Baldini, G. et al. Postoperative urinary retention: anesthetic and perioperative considerations. Anesthesiology. 110(5), 2009, 1139-57.

Q 38 診療科によって術後の安静度が違うのはなぜですか？

全身麻酔後は多かれ少なかれ安静が必要ですが、同じ手術であっても安静度は施設や診療科によって違います。当院でいえば、例えば消化器外科では手術翌朝までベッド上安静でヘッドアップOKなのに、婦人科はヘッドアップもダメだったり、乳腺外科は術後4時間で離床開始といった具合です。

そもそも術後はなぜ安静が必要なの？

昔は「術後は安静にすることが常識」という考え方が一般的でした。数日間は絶対安静（今では死語ですね……）で、創部を抜糸するまでベッド上安静を強いていた施設もあったようです。

なぜこんなに安静の期間が長かったかというと、術後はまだ創部がしっかりとくっついていないため、離床して腹圧をかけてしまうと創部が離開してしまったり、ヘルニア（筋層が離開して皮下に腸管が出てくる）が起こったり、患者さんが虚脱（冷汗、悪心、意識消失、血圧低下など）してしまう恐れがあると考えられていたからです。これが術後に安静を要する理由です。

「絶対安静」の時代
そうなの!?
えっ!
今では死語ですよ!

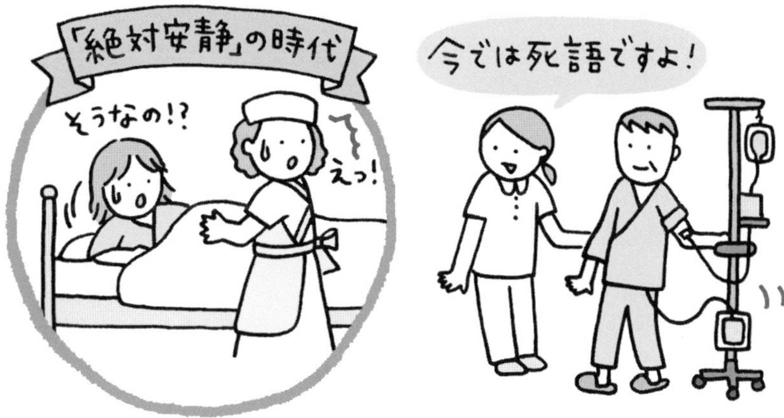

早期離床が推奨される理由

1899年にアメリカの婦人科教授が初めて早期離床を提唱しました。腟式（腟から腹腔内にアプローチする）手術の患者さんを術後12～48時間で離床させて4～6日で退院させたところ、長期安静時のような衰弱がなく、合併症も少なく、非常に良い成績を収めたのです。

そして、1946年には2,000名を超える開腹患者を術後24時間以内に離床させ、安全性と在院日数の短縮を報告しました。これ以降、早期離床が一気に広がっていったようです。

このように早期離床は100年以上の歴史があり、合併症を増やすことなく安全に行えることが証明されています。

1 最近は“超”早期離床

最近の周術期管理はERASガイドラインに基づいて行われていることが多いです。ERASでは、結腸がんの術後は手術当日から2時間以上の離床を推奨しています[1)]。肺がんの肺葉切除は術後1～2時間で離床を開始し、合併症を増やすことなく安全に離床ができたという報告もあります[2)]。

日本では、体表手術などのように侵襲が小さく手術時間も短い場合には術後2〜4時間で離床を開始することがよくありますが、開腹手術や開胸手術のように侵襲が大きい手術の場合は術後1日目から離床開始という施設が多いでしょう。しかし、国内でも肺切除後4時間で離床を開始して安全に離床が進められたと報告されており[3)]、試験的に超早期離床を行っている施設もあります。

2 ヘッドアップはしてもいいの？

手術当日に離床を開始する超早期離床をしても、創部離開などの合併症を増やすことはなく安全に離床できると報告されていることからしても、ヘッドアップを制限する理由はないでしょう。むしろ、ヘッドアップをすることで深い呼吸や痰が出しやすくなって術後呼吸器合併症の予防になったり、静脈還流量が減少することで心血管系の負担を減少させたりする可能性があります。

3 早期離床すると術後出血のリスクが高くなるの？

術後24時間は出血のリスクが高いため離床させないという意見も散見されますが、早期離床が術後出血を増やすという明確な根拠はありません。活動性の出血がある、またはそのリスクが高い場合には離床は控えるべきですが、そうでなければ術後出血を恐れて離床を控える必要はないと思います。

文献

1） Fearon, KCH. et al. Enhanced recovery after surgery : a consensus review of clinical care for patients undergoing colonic resection. Clin Nutr. 24(3), 2005, 466-77.
2） Das-Neves-Pereira, JC. et al. Fast-track rehabilitation for lung cancer lobectomy:a five-year experience. Eur J Cardiothorac Surg. 36(2), 2009, 383-91.
3） 原田洋明ほか．肺切除術当日の超早期離床と経口摂取開始の実施可能性評価．胸部外科． 68(10)，2015，801-8.
4） 森川益夫ほか．産婦人科開腹術後における早期離床の臨床的観察（その 1）．臨床婦人科産科．9（6），1955，610-3.

Q
39

離床のコツを教えてください。

離床の 3 ステップを覚えよう

1 まずは離床できる全身状態かを見極める

離床を始める前に、医師の許可があるかどうかを確認します。医師の許可なしに離床してはいけません。最近はクリニカルパスで事前に「手術翌朝から離床可」などの指示が出ていることも多いですが、クリニカルパスはあくまでも患者さんが順調に経過している場合の指示です。全身状態が不安定な場合はクリニカルパスの指示を鵜呑みにしないようにしましょう。患者さんが離床を行っていい全身状態かどうかを看護師も判断しなければいけないということです。

離床開始の判断については、日本リハビリテーション医学会や日本離床学会などの基準が参考になります。まずは患者さんの状態が 表1 [1)]のような基準に当てはまっていないかどうかを確認します。

表1 離床を行わないほうがいい状態（文献1をもとに作成）

●安静時の心拍数が 50 回 / 分以下、または 120 回 / 分以上
●安静時の収縮期血圧が 80mmHg 以下
●安静時の収縮期血圧が 200mmHg 以上、または拡張期血圧が 120mmHg 以上
●安静時から危険な不整脈が出現している（心室性期外収縮3連発以上、R on T、モビッツⅡ型房室ブロック、完全房室ブロック）
●安静時から異常呼吸がみられる（異常呼吸パターンを伴う 10 回 / 分以下の徐呼吸、40 回 / 分以上の頻呼吸
●重症呼吸不全
●安静時の疼痛や倦怠感が VAS 7 以上
●38.0 度以上の発熱がある
●神経症状の増悪がみられる
●意識障害の進行がみられる

2 次に痛みがコントロールされていることを確認

手術内容にもよりますが、術後は多かれ少なかれ痛みが生じます。痛みは手術直後から１日目がもっとも強くなりますが、多くの手術ではこの時期に離床を開始することになります。安静時は痛みがなくても、体を動かして創部が動くと痛みが増強して離床できないことも多いので、事前に予防的に鎮痛薬を投与しておくことも有効です。

3 患者さんの状態に合わせて段階的に進めていく

いきなり歩行を目指すのではなく、徐々に進めていくというのは非常に重要です。最初はヘッドアップから開始し、端座位→立位→歩行といった感じです。侵襲の小さな手術では一気に進めることが可能ですが、侵襲の大きな手術になると一つひとつのステップに時間をかけ、そのつど離床を継続していいかの評価を行いましょう（**表2**）[2]。

表2 離床を中断して再評価したほうがいい状態（文献2をもとに作成）

●脈拍 140 回 / 分以上
●収縮期血圧が 30mmHg 以上の変動がみられたとき
●危険な不整脈が出現したとき（離床基準と同様）
●SpO_2 が 90% 以下
●息切れや倦怠感がとても強い場合
●体動で疼痛が VAS 7 以上に増強したとき

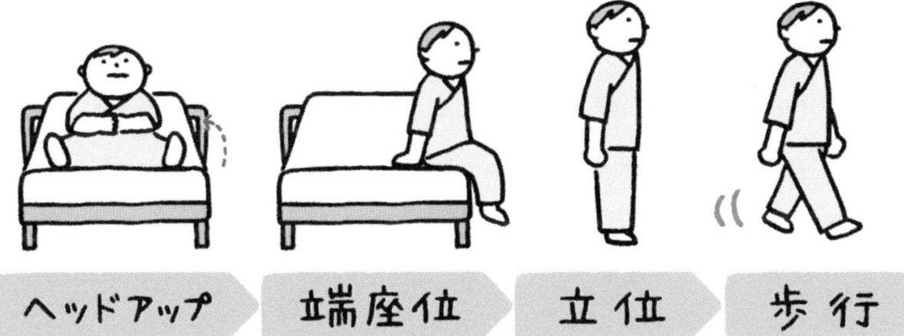

動きやすい環境を作ることも大切

具体的には、患者さんに装着しているモニター類や輸液ポンプ、フットポンプなど外せるものは外し、ドレーンや点滴は片側に寄せて、動きやすい服装に着替えてもらうといったことを行います。そのほか、目標を設定して万歩計を使って歩数をカウントしたり、離床日誌をつけてもらうなども有効であるといわれています。

文献

1） 日本離床学会ほか．離床を10倍進めるための“活きた”Q & A．東京，慧文社，2023，18．
2） 前掲書 1），20．

Q 40

術後1日目で痛みが強くて離床が進まない場合でも、がんばって離床したほうがいいですか？

早期離床の効果を正しく理解しよう

1 早期離床は術後合併症の予防にならない？

ベッド上安静はインスリン抵抗性の増加、筋肉量の減少、肺機能の低下、組織酸素化の低下などの弊害をもたらし、血栓症の危険性も高まります[1)]。早期離床はベッド上安静の害を防ぐために重要であることはいうまでもありません。

歩行できる患者さんを延々とベッド上安静にするのがよくないことは確かですが、すごく痛みが強い患者さんも同じように無理矢理離床させるべきでしょうか？

実は、最近の研究では医療者側が早期離床をがんばって進めても、患者さん本人の意思に任せても、どちらでも合併症の発生率は変わらない[2)]と報告されています。この研究では、腹部あるいは胸部の手術を受けた508人を対象に、早期離床プログラムがある群とない群に分けて比較したところ、術後の合併症発生率にも肺機能や入院期間にも差はないという結果になりました。ただし、排ガスまでの時間と足の筋力維持に関しては早期離床群のほうが良い結果が出ています。

2 早期離床しないと麻痺性イレウスになる？

「歩かないと腸の動きが悪くなって腸管麻痺になるから、がんばって歩いてください」。外科の看護師であれば一度は患者さんにこう説明した経験があるでしょう。

1990年に、早期離床や歩行が胃、小腸、大腸の蠕動運動に影響するかという研究結果が報告されました[3)]。実験は胃、大腸、膵臓などの開腹手術を受けた患者さん34名を対象に、10名は術後1日目から約70m以上の歩行を義務付け（早期離床群)、残りの24名は術後4日目までほとんど歩行させないように義務付けました（安静群)。この2群の胃、小腸、大腸の蠕動運動を術後1〜2日、術後3〜4日、術後5〜7日、術後1カ月に消化管の筋電図変化を用いて評価しました。また、早期離床群では歩行前後での比較もしました。

その結果、早期離床群と安静群で胃、小腸、大腸のすべてにおいて術後早期の筋電図変化には差がなく、早期離床群の歩行前後での比較でも筋電図に変化がないと示されました。

このことから、現在では早期離床には腸蠕動の回復を促す効果はなさそうだと考えられています。

考え方のパターンを増やして、柔軟に対応しよう

早期離床をしても術後合併症の発生率に差がなく、腸蠕動の回復も促進しないと聞くと、「早期離床には意味がない」と言っているようにも思えるかもしれませんが、もちろんそうではありません。こうした研究結果をすべて鵜呑みにするのではなく、考え方の1つとして取り入れるといいのではないでしょうか。

術後1日目に痛みが強くてどうしても離床できない場合には無理に歩かせず、1日くらいはゆっくり休んでもらうこともそんなに悪いことではないのかなと思います。

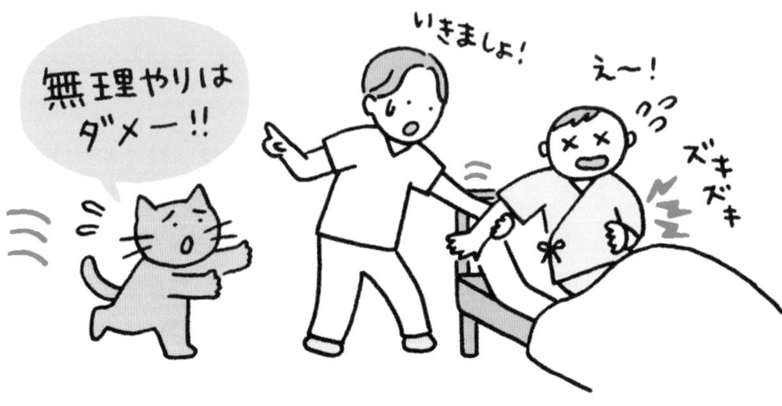

文献

1）Fearon, KCH. et al. Enhanced recovery after surgery : A consensus review of clinical care for patients undergoing colon resection. Clin Nutr. 24(3), 2005, 466-77.

2）Castelino, T. et al. The effect of early mobilization protocols on postoperative outcomes following abdominal and thoracic surgery: A systematic review. Surgery. 159(4), 2016, 991-1003.

3）Waldhausen, JH. et al. The effect of ambulation on recovery from postoperative ileus. Ann Surg. 212(6), 1990, 671-7.

Q 41

NRSなどのペインスケールって必要ですか？答えてくれない患者さんも多いのですが……。

第3章 術後編

ペインスケールとは？

ペインスケールとは痛みの程度を評価するスケールのことをいいます。一般病棟でよく使用されているペインスケールには、VAS、NRS、フェイススケールなどがあります。

1 VAS（Visual analog scale）：視覚的アナログスケール

長さ10cmの線を書いた紙のツールやスライドなどを患者さんに見せて、左端が「0点→痛みなし」、右端が「10点→想像できる最悪の痛み」として、現在の痛みがどの程度かを線上に指し示してもらう方法です。患者さんの視力、器用さ、理解力が必要です。

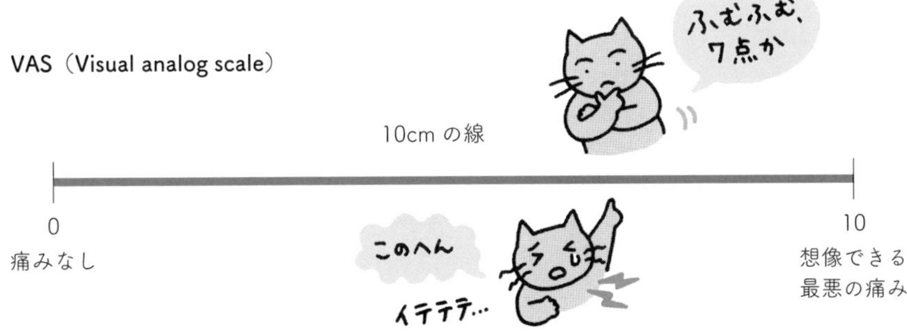

2 NRS（Numeric rating scale）：数値評価スケール

「0点→痛みなし、10点→想像できる最悪の痛み」として、現在の痛みがどの程度かを患者さんに口頭で答えてもらいます。

痛みの度合いを線上の位置で指し示すVASと違って患者さんの視力や器用さは必要ありませんが、理解力が必要になります。

NRS（Numeric rating scale）

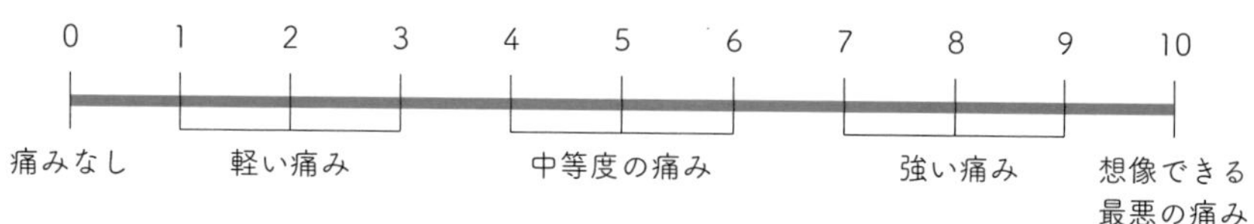

3 フェイススケール（Face rating scale）：表情評価スケール

子どもや意思疎通が図れない患者さんの場合、患者さんの表情を見て痛みの強さを判定します。VASやNRSの代わりとして使用します。

0
痛みがない
2
ほんの少し痛い
4
少し痛い
6
痛い
8
とても痛い
10
耐えられないくらい痛い

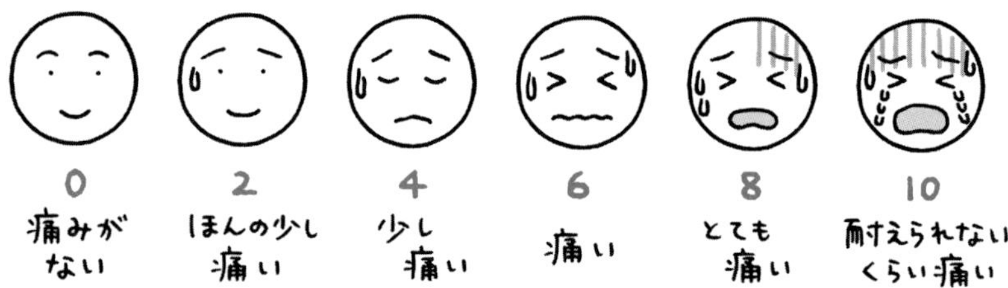

患者さんの状態に合わせてペインスケールを使い分けよう

患者さんの記録に「疼痛自制内」と書かれているのをよく見かけます。この表現だと「痛み止めが不要なくらいの痛みだったんだな」ということくらいしかわかりません。しかし、VASやNRSのように患者さんが答えなければいけないペインスケールは、頑なに返答を拒否する患者さんが一定数存在することも事実です。そのような場合はVASやNRSにこだわらず、フェイススケールを使用するといいでしょう。

また、患者さんからすれば術後のしんどいときにペインスケールの説明をされても頭に入らない、理解できない可能性もあるため、術前に説明しておくことも重要です。

今後のチーム医療には客観的な指標が必要不可欠

2022年4月から診療報酬に「術後疼痛管理チーム加算」が新設されたことで、術後疼痛管理チームを立ち上げる施設が増えています。

術後疼痛管理チームは「術後疼痛管理プロトコルを作成し、疼痛管理と副作用対策を行うこと」を目的としています。術後の疼痛管理は今まで主治医や病棟看護師に任せられていましたが、現在の医療現場では麻酔科医や看護師、薬剤師など多職種からなるチームがかかわることも多くなっており、疼痛管理についても誰もが共通認識できる客観的な指標を使う必要があります。また、NRSなどのペインスケールが鎮痛薬を使用する基準となっているプロトコルも少なくないので、そういう意味でもペインスケールを使用することは必要です。

Q 42 患者さんが痛み止めを頻繁に希望します。どうしたらいいですか？

術後疼痛管理の重要性

術後の疼痛は患者さんがもっとも避けたいと思う症状であり、術後の経過そのものにも影響を及ぼします（表1）[1、2]。そのため、術後疼痛管理は非常に重要です。

表1 術後疼痛による悪影響（文献1、2をもとに作成）

呼吸機能の低下	低酸素血症、無気肺、肺炎
交感神経刺激	不整脈、頻脈、高血圧、心筋虚血（狭心症や心筋梗塞）
凝固能の亢進	深部静脈血栓症、肺塞栓
免疫能の抑制	各種感染症
異化代謝の延長	栄養障害、手術侵襲からの回復遅延
腸蠕動の抑制	悪心・嘔吐、イレウス

「先行鎮痛」で術後疼痛を軽減する

先行鎮痛とは、痛みが発生する前に痛み刺激を伝達する末梢神経ブロックなどを遮断したり、鎮痛薬を投与して痛み刺激が中枢神経系に到達しないようにしたりして、痛み起因物質の発生を抑えることをいいます。

最近では「術後疼痛は治療するよりも予防すべき」とされており、先行鎮痛で術後疼痛を軽減させようという考え方が広まっています。術後疼痛が経過に悪影響を及ぼすことを考えても、可能な限り痛みを取り除く必要があります。

鎮痛薬は痛みを感じる前に投与するほうが効果的

また、鎮痛薬は痛みを感じてからより痛みを感じる前に投与したほうがはるかに効果が高く、鎮痛薬の総投与量を減らすことができるといわれています[3、4]。特に頻繁に鎮痛薬を希望するほど痛みが強い患者さんの場合は、痛みを感じてから鎮痛薬を投与する頓服ではなく、痛みを感じる前に定期投与するほうが鎮痛効果は高いでしょう。

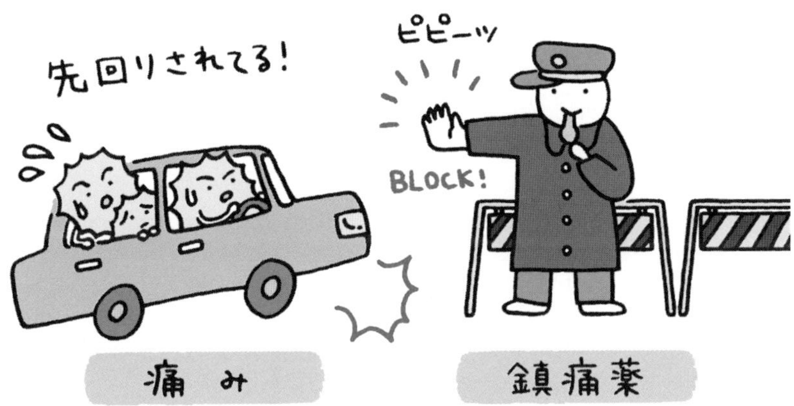

術後疼痛ではなく、合併症の可能性も

あまりにも痛みが強い場合は単なる術後疼痛ではなく、例えば手術部位感染や縫合不全による腹膜炎などの外科的合併症が隠れている場合があります。一般的に鎮痛薬としてよく用いられるアセトアミノフェンやNSAIDs（非ステロイド性抗炎症薬）には解熱効果があり、発熱が不顕性化されて合併症の発症に気付かずに発見が遅れる可能性もあるため、注意が必要です。

文献

1） 関洲二．術後患者の管理　改訂新版．東京，金原出版，2000，129-33.
2） 花岡一雄監．術後痛　改訂第２版．東京，克誠堂出版，2006，1-18.
3） 花岡一雄ほか編．疼痛コントロールのABC．東京，医学書院，1998，S286-8.
4） 川真田樹人監．手術後鎮痛のすべて．東京，文光堂，2013，115-6.

Q 43

鎮痛薬を投与後1時間経ってもまだ患者さんが痛がっています。追加投与してもいいですか？

重篤な合併症でないかをアセスメントしよう

術後に使用する鎮痛薬のほとんどは、投与後1時間以内に効果が発現します（表1）。鎮痛薬の効果が発現しているにもかかわらず痛みが強い場合は、重篤な合併症の可能性を考えなくてはいけません。

表1 おもな鎮痛薬と効果発現、持続時間（添付文書、インタビューフォームをもとに作成）

鎮痛薬		効果発現	持続時間	投与間隔
NSAIDs	ロキソニン® ロキソプロフェン	15〜60分	5〜7時間	4〜6時間
	ボルタレン® ジクロフェナク	平均30分 （坐剤）	平均5時間 （坐剤）	記載なし
	ロピオン®	30〜240分		記載なし
アセトアミノフェン	アセリオ®	15分	4〜6時間	4〜6時間
	カロナール® コカール®	15〜60分	4〜6時間	4〜6時間
その他	ペンタジン® ソセゴン®	15〜20分	3〜4時間	3〜4時間
	レペタン®（0.2mg） （0.3mg）	20分	11時間 14時間	6〜8時間

合併症のアセスメント方法（消化器外科術後の場合）

1 まずはバイタルサインをチェック

ショックバイタルであれば重篤な合併症である可能性大です！術後出血、縫合不全による腹膜炎など腹部に原因があるものや、心筋梗塞、肺塞栓など腹部と関係がないものもあります。

2 ドレーン排液の性状を確認

ドレーン排液が血性であれば術後出血、腸液様であれば縫合不全による痛みを疑います。

3 腹部を観察する

腹膜刺激症状の有無がもっとも重要です。腹膜刺激症状があれば縫合不全による腹膜炎を疑います。術後に消化管穿孔を起こすこともあります。

腹膜刺激症状とは、腹膜炎のときにみられる症状で、反跳痛（お腹を押さえたときよりも離したときに痛みが強くなる）やタッピングペイン（トントンと指でお腹を叩くと腹膜が振動して痛みが強くなる）、筋硬直（痛みが強いところの筋肉が無意識に硬くなる）、板状硬（筋硬直が腹部全体に及ぶ）などがあります。

4 創部を観察する

重篤な合併症ではありませんが、創感染による痛みも多いです。発赤、腫脹、熱感などがあれば創感染による痛みを疑います。

痛い…
1時間
たったのに…
バイタル ドレーン
腹部 創部
を確認！

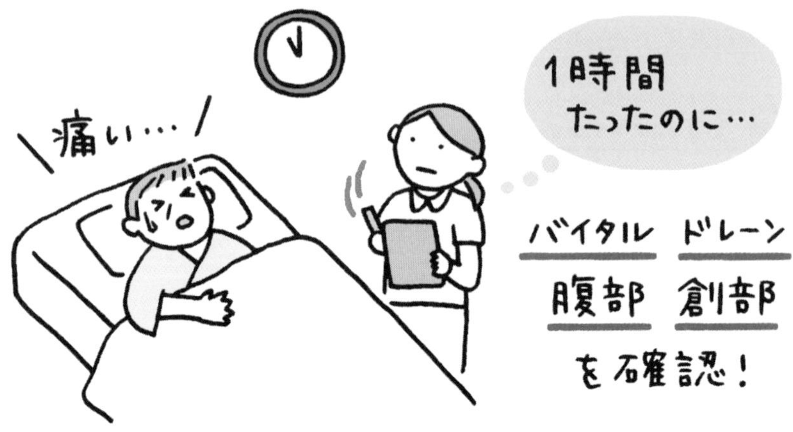

追加投与する場合は作用機序の異なる薬を選択

合併症を疑うような所見がなければ鎮痛薬による対症療法を行います。前述したように、ほとんどの鎮痛薬は投与後1時間以内に効果を発現します。1時間経過してもあまり効果が感じられないようであれば鎮痛薬を追加してもいいでしょう。ただし、追加する場合は作用機序の異なる鎮痛薬を選択しましょう。同じ種類の薬を時間を空けずに続けて使用すると副作用の危険性が増すと考えられています。

例えば、ロピオン®やロキソニン®などのNSAIDs（非ステロイド性抗炎症薬）は用量依存的に、つまり使用すれば使用するほど副作用が増加します。また、薬の持続時間（投与間隔と同じ4〜6時間）の間に追加しても天井効果で効果があまり変わらないともいわれているので、ロピオン®を投与して1時間たってもまだ痛みが強い場合には、アセトアミノフェンであるアセリオ®を使用するといいでしょう。

Q 44

疼痛時指示でロピオン® とアセリオ® の両方があります。どっちを使用したらいいですか？

それぞれの特性を理解しよう

ロピオン®はNSAIDs（非ステロイド性抗炎症薬）、アセリオ®はアセトミアノフェンに分類されます。どちらも注射薬であり、経口投与が不可能な場合によく用いられる鎮痛薬です。

1 NSAIDs（非ステロイド抗炎症薬）の特性

鎮痛、解熱、抗炎症作用がありますが、副作用として胃腸障害（胃潰瘍、十二指腸潰瘍）や腎機能障害が挙げられます。NSAIDsの副作用は用量依存性（使えば使うほど副作用が増える）といわれているため、頻回に使用する場合には注意が必要です。

また、最近ではNSAIDsが創傷治癒を阻害し、特に大腸手術において縫合不全のリスク因子となるという報告もありますが、結論は出ていません。

●ロピオン®（フルルビプロフェン）使用の際の注意点

・動物実験では急速静注で血圧上昇を認めたため、1分以上かけて静注する必要がある。

・6、7分後に最大血中濃度になるため、投与後すぐに鎮痛効果が発揮される。

・脂肪乳剤を含有しているため、輸液セットのインラインフィルターは通過しない。

【疼痛時の処方例：ロピオン®1A ＋生食100mL　30分で点滴】

2 アセトアミノフェンの特性

解熱鎮痛効果がありますが、NSAIDs と違って抗炎症作用はありません。副作用も少ないため、術後鎮痛薬の第一選択薬として使用されることが多いです。ただし、大量に投与すると肝障害を起こすことがあります。

●アセリオ® 使用の際の注意点
・15 分で点滴する。アセリオ® の臨床試験はすべて 15 分で投与されており、それ以外での時間での効果がわからないため、添付文書でも「投与時間を厳守する」と記載されている。
・疼痛に対しては 1 日 4,000mg まで使用できる（発熱に対しては 1 日 1,500mg まで）。
【疼痛時の処方例：アセリオ® 1 袋（1,000mg）15 分で点滴】

副作用が少ないアセリオ® を優先しながら、組み合わせて使用する

最近の疼痛管理では、例えば 1 日 3 回アセリオ® 1,000mg ずつを定期投与し、疼痛時の頓服薬としてロピオン® を投与するという方法がよく行われています。定期投与ではなく、ロピオン®、アセリオ® ともに疼痛時の頓服薬として指示がある場合は、副作用が少ないアセリオ® を優先するとよいでしょう。ロピオン® は縫合不全を増やすかもしれないという懸念もあります。

ロピオン® とアセリオ® を併用してもいいの？

1 種類の鎮痛薬を何回も使用するより作用機序の違う鎮痛薬を組み合わせるほうが、鎮痛効果が高くなって副作用も減らすことができます。これを多角的鎮痛といいます。

アセトアミノフェンや NSAIDs も、単独使用より組み合わせて使用す

るほうが鎮痛効果が高いと報告されています[1)]。つまり、ロピオン®とアセリオ®のどちらか1種類だけ投与するよりも併用するほうがいいということです。

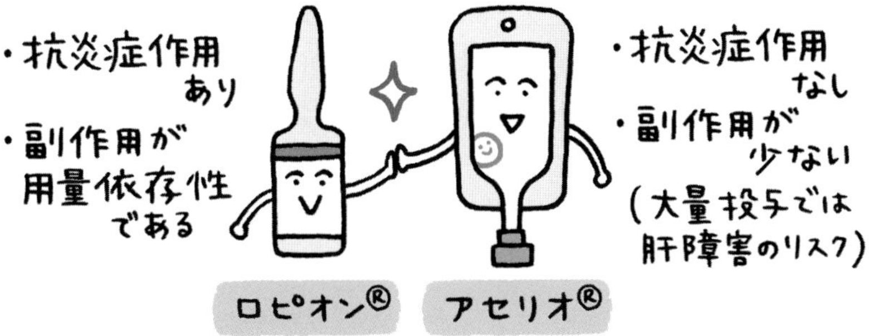

文献

1) Ong, CKS. et al. Combining paracetamol (acetaminophen) with nonsteroidal antiinflammatory drugs:a qualitative systematic review of analgesic efficacy for acute postoperative pain. Anesth Analg. 110(4), 2010, 1170-9.

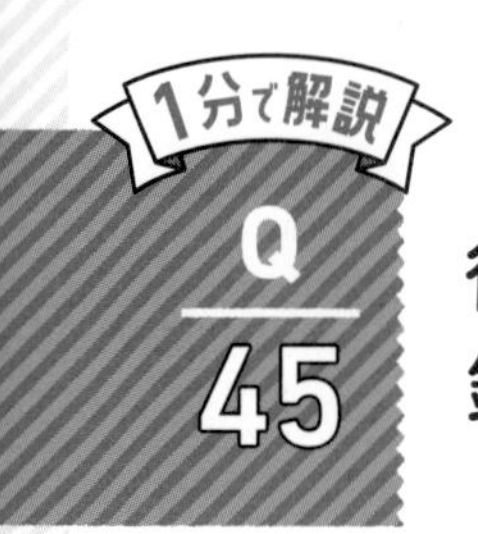

術後の痛みを軽減する方法は、鎮痛薬の投与以外にないですか？

音楽療法をご存じでしょうか？ 音楽には不安や痛みの軽減、精神的な安定、自発性・活動性の促進、身体の運動性の向上、表情や感情の表出、コミュニケーションの支援、脳の活性化、リラクゼーションなどの効果があるとされています。

術後の疼痛緩和にも有効で、術後に好きな音楽を聴くだけで術後の痛みが軽減したという研究報告がたくさんあります。システマティックレビュー（質の高い研究を統合して分析する方法で、最もエビデンスレベルが高い研究手法とされている）も報告されていて、患者に音楽を聴かせた群と聴かせなかった群を比較した73の研究を統合して分析した結果、音楽を聴かせた群は聴かせなかった群と比べて、術後の疼痛、不安感、鎮痛薬の使用頻度を有意に減少させました[1)]。また患者満足度も有意に向上しました。選曲は患者自身または研究者が行っていましたが、どんな音楽をいつ聴かせるかは結果に差を及ぼしませんでした。

最近ではスマートフォンなどで簡単に音楽が聴けるので、簡単に取り入れることができそうです。音楽を聴くだけなのでもちろん副作用はまったくありません。たくさんのエビデンスがあるので、手術を受ける患者さんには入院中は好きな音楽を聴くとよいことを薦めるとよいと思います。

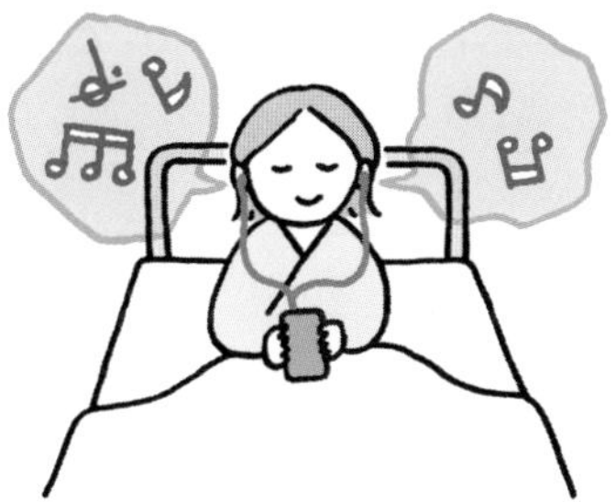

文献

1） Hole, J. et al. Music as an aid for postoperative recovery in adults: a systematic review and meta-analysis. Lancet. 386(10004), 2015, 1659-71.

1分で解説
Q
46

透析患者にNSAIDsを投与するのはダメですか?

ロピオン®、ロキソプロフェンなどのNSAIDs（非ステロイド性抗炎症薬）の添付文書には、重篤な腎機能障害患者には禁忌とされています。これは、プロスタグランジン合成阻害作用による腎血流量の低下などで腎機能障害をさらに悪化させるおそれがあるためです。

透析患者にNSAIDsを使用できるかどうかは残存腎機能がどれくらいあるかによります。自尿がまったく出ない慢性透析患者であれば、すでに腎機能が廃絶していて腎機能障害の副作用を考えなくてもいいのでNSAIDsの使用は可能です。

逆に自尿がある透析患者や透析開始後1年未満の残存腎機能がある患者には、原則として使用を避けたほうがいいでしょう。また、透析患者は消化性潰瘍（胃潰瘍、十二指腸潰瘍）を非常に起こしやすく、重症化しやすいとされています。NSAIDsは副作用として消化性潰瘍を起こす場合があるので、その点でもNSAIDsの使用は避けたほうがいいでしょう。もし使用する場合は、消化性潰瘍予防を行う必要があります。

透析患者の鎮痛薬にはアセトアミノフェンを優先して使用するといいでしょう。アセトアミノフェンは透析患者にも安全に使用でき、用量調節を行うことなく投与できます。

透析患者には
アセトアミノフェンを優先的に!

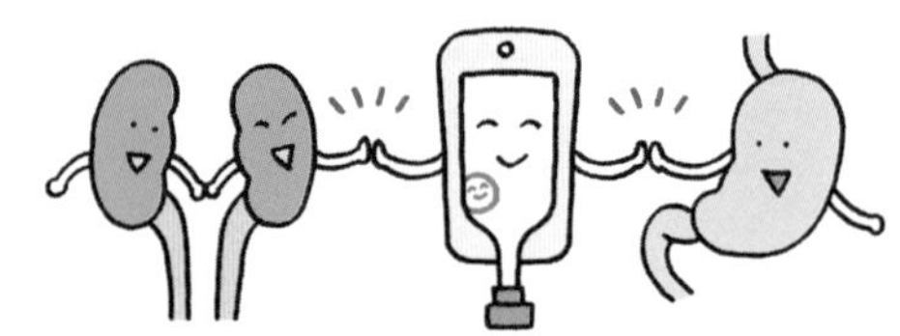

文献

1） 柴垣有吾．32 透析患者と手術．LiSA 別冊．30（2），2023，229-31．
2） 前掲書 1）．143-8．

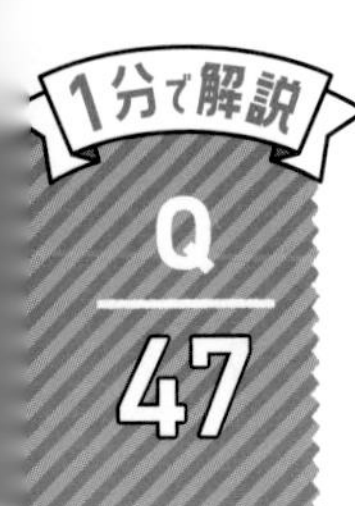

アセリオ® は安全な薬と聞きますが、副作用はないのですか？

アセリオ®などのアセトアミノフェンは副作用が少なく安全な薬剤というイメージがありますが、過剰に投与すると肝障害を起こす可能性があります。アセトアミノフェンは最大1日4,000mgまでと添付文書に記載されており、その範囲内では安全といわれています。しかし過量に投与すると用量依存性に肝細胞の壊死、それに続き肝臓の炎症が起こり、肝不全を起こすこともあります。

具体的にどれくらいの量を投与すると肝障害が起こるのかというと、150mg/kg（50kgで7,500mg、アセリオ®7.5袋）以上で肝障害を起こす可能性が高くなり、350mg/kg（50kgで17,500mg、アセリオ®17.5袋）以上で重篤な肝障害を起こすとされています[1]。

肝障害は投与してから1～3日で起こり、右上腹部痛、凝固異常、黄疸、肝性脳症などの症状が起こります。

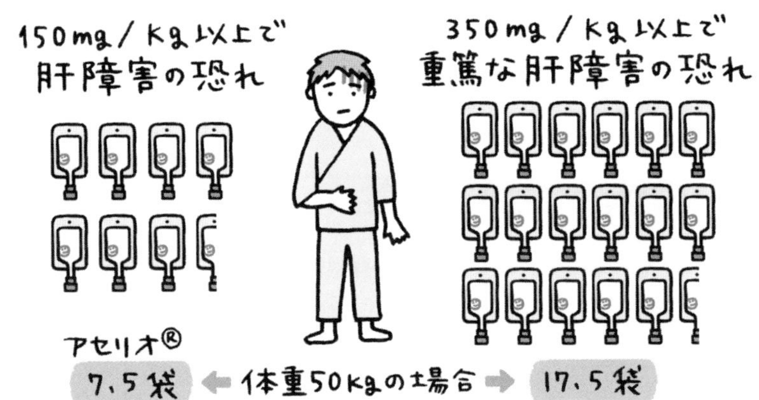

文献

1） 河村よし克．アセトアミノフェン中毒．LiSA．22（9），2015，902-4．
2） 都築誠一郎．アセトアミノフェン中毒．INTENSIVIST．9（3），2017，641-50．

1分で解説
Q
48

硬膜外鎮痛中に足がしびれるという患者さんには、どうすればいいですか?

硬膜外鎮痛中の足のしびれは、「硬膜外血腫」か「局所麻酔薬による麻酔効果」が原因で起こります。

硬膜外血腫

脊髄
硬膜
血腫が
脊髄を圧迫
している

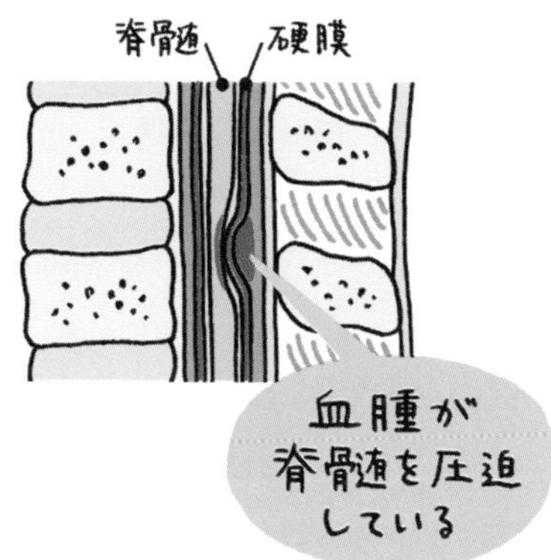

硬膜外血腫とは、硬膜外腔の血腫が脊髄を圧迫して神経症状を呈する疾患です。麻酔時の穿刺時や抜去に伴う静脈損傷が原因になります。硬膜外血腫の症状は、背部痛、運動障害、知覚障害などがあります。なかでももっとも大事なのが運動障害です。硬膜外鎮痛中は運動障害の有無を４時間ごとに確認し、抜去後24時間後まで観察し続けることが推奨されています。しびれだけではなく運動障害を発症した場合は硬膜外血腫を疑い、すぐに医師に報告しましょう。

局所麻酔薬による麻酔効果

しびれのみで運動障害がない場合は経過観察になることが多いです。しかし時間経過とともにしびれの増悪や運動障害が出現した場合は、まずは硬膜外鎮痛を中止して２時間後に再評価します。２時間後に運動障害が改善しなければ硬膜外血腫を疑い、速やかにMRIを撮影する必要があります。

文献

1) 土井克史．硬膜外麻酔－硬膜外血腫を防ぐには－．日本臨床麻酔学会誌．32（2），2012，200-6.
2) Meikle, J. et al. Detection and management of epidural haematomas related to anaesthesia in the UK: a national survey of current practice. BJA: British Journal of Anaesthesia. 101(3), 2008, 400-4.

Q 49 患者さんが痛がっていなかったら、硬膜外カテーテルは早めに抜いてもらったほうがいいですか？

硬膜外鎮痛は術後疼痛の軽減目的で使用されますが、消化管の回復を早めて術後イレウス（腸管麻痺）を予防する可能性もあるとされています。そのため患者さんが痛がっていないからといって、終了してはいけないことがあります。

硬膜外鎮痛が消化管の回復を早めるメカニズム

術後イレウスとは

開腹手術後（腹腔鏡下手術やロボット支援下手術を含む）は消化管の蠕動運動が低下します。原因ははっきりとは解明されていませんが、腹部の痛みが消化管運動を阻害する神経伝達を活性化させる、手術による侵襲が消化管の交感神経を亢進させることで消化管運動が阻害されるという２つの作用機序によって起こるものと考えられています。

通常、消化管運動が回復するまでには小腸が 8～24 時間、胃が 24～48 時間、大腸が 48～72 時間を要するといわれています。その状態が遷延したものが術後イレウス（腸管麻痺）です。術後イレウスは術後４日目以降に①悪心あるいは嘔吐、②過去 24 時間以上にわたる経口摂取不能状態、③過去 24 時間以上にわたる排ガスの停止、④腹部膨満、⑤腹部 X 線検査で小腸・大腸のガス像を認める、のうち２つ以上の症状が出現するとされています[1)]。

硬膜外カテーテルから局所麻酔薬を持続的に投与することで神経伝達を遮断して疼痛を軽減させますが、それとともに消化管運動を阻害する要因もなくなるため、消化管運動がよくなるという理論です。

したがって、痛みがないからといって硬膜外鎮痛を中止してしまうと消化管運動の回復が遅くなり、術後イレウスになりやすくなるかもしれません。消化管運動が完全に回復する術後 48〜72 時間は硬膜外鎮痛を継続することが望ましいでしょう。

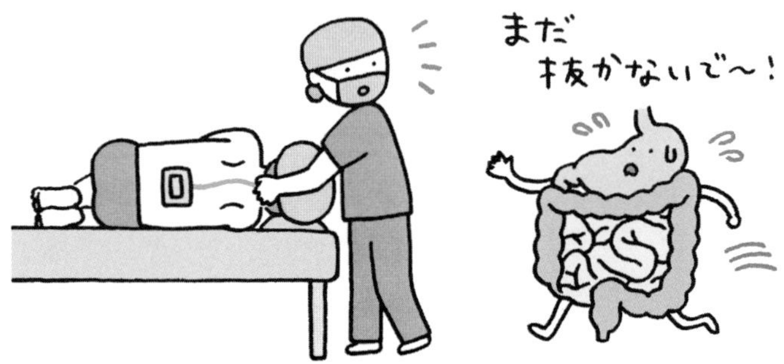

文献

1) Vather, R. et al. Defining postoperative ileus: results of a systematic review and global survey. J Gastrointest Surg. 17(5), 2013, 962-72.
2) Liu, S. et al. Epidural anesthesia and analgesia. Their role in postoperative outcome. Anesthesiology. 82(6), 1995, 1474-506.

Q 50 術後に嘔気があり、指示通りにプリンペラン® を使用しても治りません。どうしたらいいでしょうか？先生は仕方がないと言うんですが……

術後の悪心・嘔吐（postoperative nausea and vomiting：PONV）は全身麻酔後にもっとも多い合併症であり、患者さんが耐えがたいと感じる有害事象ランキングでも創部痛を抑えて1位になっています（表1）[1)]。

表1 耐えがたいと感じる有害事象（文献1をもとに作成）

順位	有害事象
1位	嘔吐
2位	覚醒時に挿入されたままの気管チューブ
3位	強い創部痛
4位	悪心
5位	痛みを伴わない術中記憶
6位	覚醒後の脱力感
7位	シバリング
8位	喉の痛み
9位	強い眠気

PONVのハイリスク

PONVの発生機序は解明されていませんが、PONVを起こしやすい人は明らかになっています。Apfelらが報告した「女性」「乗り物酔い・PONVの既往」「非喫煙者」「術後のオピオイド使用」の4大リスク因子は有名です。リスク因子の数が0、1、2、3、4つあると、PONVの予測頻度はそれぞれ、10%、20%、40%、60%、80%になるとされています[2)]。さらに、最新のガイドライン[3)]では4大リスク因子プラス「若年（50歳以下）」と「術式（腹腔鏡手術、肥満手術、婦人科手術、胆嚢摘出術)」を追加して６大リスク因子としています。

PONVの６大リスク因子
女性
50歳以下
非喫煙者
乗り物酔い
PONVの既往
腹腔鏡手術
肥満手術
婦人科手術
胆嚢摘出術
術後の
オピオイド使用

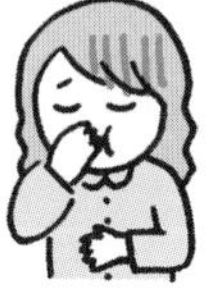

PONV 予防

PONV は退院困難や再入院の原因となることから、日帰り手術や早期退院の多い海外では「PONV は起こってから対処するものではなく予防するもの」という考え方が浸透しており、積極的に対策を行っています。日本でも最近は PONV 予防を行っている施設が増えてきています。

PONV の発生頻度は 25～30%であるため、手術を受けるすべての患者さんに予防策を講じることは医療経済的側面からも好ましくありませんが、６大リスク因子のうち、リスク因子が１～２個該当すれば予防的制吐薬を２剤併用、３個以上あれば 3～4 剤併用するなど予防策を行うことが推奨されています。アメリカのガイドラインでは制吐剤として 図1 の８つの薬剤が記載されていますが[3)]、日本で PONV に保険適用があるのは赤字の４つだけなので、実際にはこの４剤しか使用することはできません（一般病棟ではプロポフォールは使用できないので３剤)。

❶5HT3 受容体拮抗薬
グラニセトロン／
オンダンセトロン
手術終了時iv

❷抗ヒスタミン薬

❸プロポフォール® 麻酔

❹鍼治療

❺コルチコステロイド
デキサメタゾン／
メチルプレドニゾロン
麻酔導入時iv

❻ドパミン拮抗薬
ドロペリドール／
ハロペリドール／
メトクロプラミド
手術終了時iv

❼NK1 受容体拮抗薬

❽抗コリン薬

図1 PONVの予防

PONVの治療

予防薬を投与したにもかかわらずPONVが出現した場合は、予防薬投与から6時間以内であれば予防薬として使用した薬とは異なるタイプの制吐薬を使用します。6時間以上経過しており、他の選択肢がない場合は予防薬と同じ薬を再投与可能です。

質問ではプリンペラン®（メトクロプラミド）を投与しても悪心・嘔吐が改善しないということなので、ドパミン拮抗薬以外のタイプの制吐薬を投与します。その際は予防薬が何時にどのタイプの薬が投与されていたのかも把握しておきましょう。

文献

1） Macario, A. et al. Which clinical anesthesia outcomes are important to avoid? The perspective of patients. Anesth Analg. 89(3), 1999, 652-8.
2） Apfel, CC. et al. A simpified risk score for predicting postoperative nausea and vomiting:conclusions from cross-validations between two centers. Anesthesiology. 91(3), 1999, 693-700.
3） Tong, JG. et al. Fourth Consensus Guidelines for the Management of Postoperative Nausea and Vomiting. Anesth Analg. 131(2), 2020, 411-48.

Q
51
術後に「喉が痛いんです」と言われたらどうしたらいいですか？

術後咽頭痛と嗄声

全身麻酔の術後に患者さんから「喉が痛い」と言われることがあります。ひどいときには声がかすれる（嗄声）こともあります。咽頭痛や嗄声は全身麻酔後にときどき遭遇する合併症です。これらの発生率は咽頭痛が 11〜48％、嗄声は 18〜53％との報告があります[1)]。

1 何が原因で発症するの？

術後に咽頭痛が起こる原因は挿管チューブのカフの圧迫による気管粘膜障害や声門浮腫で、嗄声の原因はカフの圧迫による声帯麻痺（反回神経麻痺）とされています。しかし、カフ付きの気管チューブだけではなく、カフなしの気管チューブやラリンジアルマスクなどの声門上デバイスでも術後咽頭痛や嗄声が起こることもあり、明らかな機序は解明されていません。

2 どう対応すればいい？

術後の咽頭痛や嗄声は数日で軽快することがほとんどなので、経過観察されることが多いです。しかし、ある報告では手術で挿管された 475 人の患者のうち 2 人が反回神経麻痺（声帯麻痺）を起こし、そのうち 1 人は 2 カ月間症状が持続しました[2)]。反回神経は左右両方にあります。片側が麻痺した場合は嗄声や誤

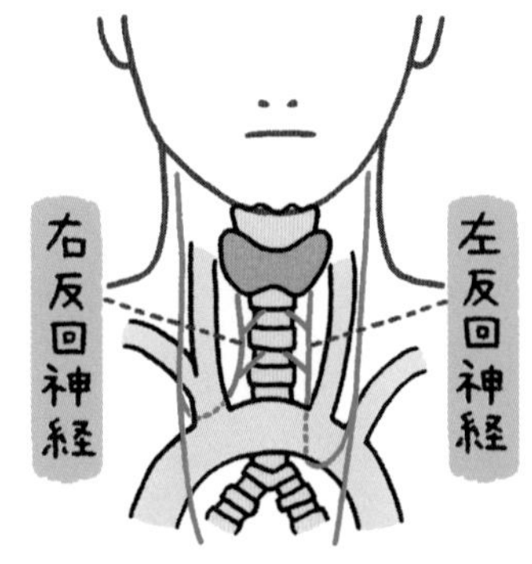

嚥などが生じ、両側麻痺になると気道閉塞をきたして気管切開が必要になることもあるため、決して軽視してはいけません。一般的には、術後3日経過しても嗄声が改善しない場合は耳鼻科コンサルトを検討します。

3 看護師の役割は？

● 情報提供

患者さんが咽頭痛を訴えた場合は、原因や数日で軽快することが多いという情報を伝えましょう。

● 早期の飲水再開

術後咽頭痛には気道粘膜の乾燥も関与しており、飲水制限時に特に苦痛が強くなる傾向があるので早期の飲水の再開を医師と検討します。

● その他

鎮痛薬やマスク、飴、トローチなども有効である可能性があります。また、発語が患者さんの負担・苦痛になっていることもあるため、会話にも配慮しましょう。

4 COVID-19との鑑別

発熱や咳、痰などの症状がある場合にはCOVID-19の可能性もあるため、医師に報告して検査を検討しましょう。

文献

1) Inoue, S. et al. Tracheal intubation by trainees does not alter the incidence or duration of postoperative sore throat and hoarseness:a teaching hospital- based propensity score analysis. Br J Anaesth. 115(3), 2015, 463-9.
2) Peppard, SB. et al. Laryngeal injury following short-term intubation. Ann Otol Rhinol Laryngol. 92(4 Pt 1), 1983, 327-30.
3) 小山行秀．術後咽頭痛と嗄声．LiSA 別冊．27 (2)，2020，205-10.

第3章 術後編

Q
52
腹腔鏡の術後に、患者さんがときどき肩の痛みを訴えるのはなぜですか？

なぜ腹腔鏡手術の術後に肩が痛くなるの？

腹腔鏡手術では手術の視野や手術野を確保するために、腹腔内に二酸化炭素ガスを注入して腹腔内を膨らませる（気腹という）方法が一般的に行われています。腹腔内を膨らませると横隔膜が頭側に押し上がります。横隔膜を支配している横隔神経は首や肩の感覚野も支配しているため、肩の痛みが出ると考えられています。腹腔鏡術後、35～70％の患者さんに肩の痛みが発生するとの報告もあります[1)]（数値でみると多いようですが、実感としてはそこまで多くはありません）。通常は１～2 日で自然に軽快し、３日以上持続することはまれです。

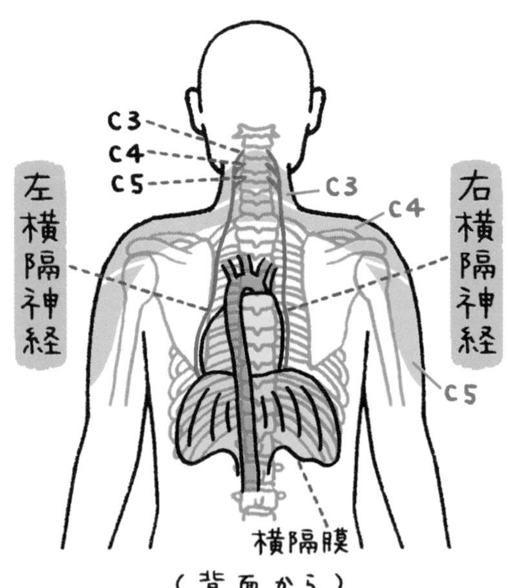

（背面から）

「肩の痛み」に潜む合併症のリスクに注意！

腹腔鏡術後の肩の痛みは単に痛みだけの問題ではなく、深呼吸がしっかりとできないことによる無気肺や肺炎などの呼吸器合併症につながる可能性があります。

また、腹腔鏡術後の肩の痛みのすべてが横隔膜の刺激によるものではありません。腕を過伸展するような手術体位や、術中に腕が手台（手を置く台）から落下したりすると腕神経叢が損傷することがあります。ただし、腕神経叢は頚部から腋窩を走っている神経なので、神経障害の場合は肩の痛みのほかに上肢の運動障害や手指のしびれが生じます。それらの症状がなければ神経障害は考えづらいです。

さらに、絶対に見逃してはいけないのは狭心症や心筋梗塞です。これらは胸痛のイメージが強いですが、顎、頚部、肩、心窩部、背部、腕に痛みが出ることがあります。狭心症や心筋梗塞の既往がある場合や、リスク因子（高血圧、高脂血症、糖尿病、喫煙など）が多い場合は狭心症、心筋梗塞の可能性も考慮して12誘導心電図などの評価が必要です。

肩の痛みはどうしたらいい？

術後に下半身を挙上するトレンデレンブルグ位（骨盤高位）を24時間継続すると肩の痛みが軽減するという報告もあります[1)]。トレンデレンブルグ位にすることで二酸化炭素が骨盤側に移動し、横隔膜にかかる圧力が減って痛みが軽減するという理論のようですが、あまり実際の臨床では行われていません。通常は1～2日で自然に軽快することがほとんどなので、鎮痛薬を投与して経過をみることが多いです。

文献

1) Zeeni, C. et al. Effect of postoperative Trendelenburg position on shoulder pain after gynecological laparoscopic procedures: a randomized clinical trial. BMC Anesthesiol. 20(1), 2020, 27.

Q 53

腹腔鏡の術後に、皮下気腫や皮下出血を起こす場合があるのはなぜですか？

皮下気腫

1 何が原因で起こるの？

腹腔鏡下手術では、手術を行う空間や視野を確保するために二酸化炭素ガスを腹腔内に注入して腹腔内を膨らませる（気腹という）方法を行います。ちなみに、なぜ酸素ではなく二酸化炭素かというと、酸素は可燃性なので電気メスを使うと引火します。火災を起こさないように不燃性の二酸化炭素を使用します。

術中、鉗子などを体内に挿入するための通路の役割を果たすトロッカーという筒状の器具のすき間から二酸化炭素ガスが腹壁に流れこむことがあります。これが術後の皮下気腫の原因になる場合が多いです。特に高齢で痩せ型の患者さんや200分を超える長時間手術では皮下気腫が起こりやすいとされています。

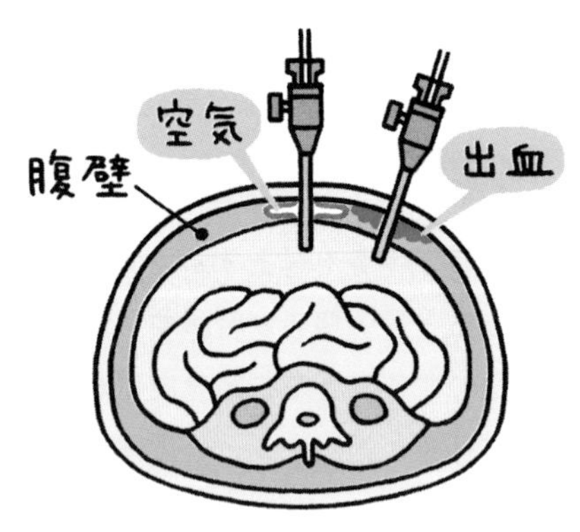

2 どう対応すればいい？

ほとんどの皮下気腫は短期間で自然に吸収されるため、大きな問題になることはありません。しかし、広範囲に皮下気腫が起こると胸壁を圧迫して胸郭の動きを制限することで呼吸が障害されたり、気腫が縦隔におよぶと低血圧になったり、気腫が縦隔から頸部に移動すると気道閉塞をきたしたりと、ときに重篤な状態になることがあります。

術後に皮下気腫を発見したら、まずは呼吸状態や循環動態に影響を及ぼしていないかを確認し、皮下気腫が拡大していないかを観察するために皮下気腫の範囲をマーキングしておきます。また腹腔鏡下手術時に横隔膜が損傷して気胸になることもあるため、気胸がないかどうか（片側の呼吸音の減弱など）は確認しておく必要があります。

皮下出血

1 何が原因で起こるの？

トロッカー穿刺時に腹壁の血管を損傷することがあります。手術終了時にはもちろん出血がないことを確認しますが、腹壁の出血を見落としてしまうと術後に皮下出血が起こります。術後１～２日頃から皮下出血斑がトロッカー穿刺部である創部周囲に現れることが多いですが、トロッカーの穿刺部とまったく関係のないところに出現することもあります。

2 どう対応すればいい？

１～２週間で自然に消退することが多いため、治療が必要になることは少ないですが、ときに巨大な皮下出血斑を認めて高度の貧血をきたした事例も報告されています[1)]。皮下気腫と同じく皮下出血斑が拡大していないかをマーキングして観察しておきます。

文献

1） 柴田哲生.「皮下気腫、皮下出血」. 臨床婦人科産科. 59(3), 2005, 319-23.

Q
54
不穏の患者さんにはどう対応したらいいですか？

せん妄には３つのタイプがある

術後に患者さんが急に不穏になるのは「せん妄」ですね。せん妄とは急性に生じた脳の機能不全のことです。呼吸不全や腎不全などもありますが、それの脳バージョンと考えてもらえばいいでしょう。せん妄は急激に発症し、１日のうちでも症状がよくなったり悪くなったり日内変動があることが特徴です。

せん妄＝不穏というイメージもありますが、それだけではありません。せん妄には、①不穏になって暴れる過活動型、②うつのような低活動型、③両者が混合している混合型、という３つのタイプがあります。割合としては過活動型が20〜30%、低活動型が30〜40%、混合型が30%とだいたいどれも３割程度なんですが、低活動型が意外に多いということがわかります。

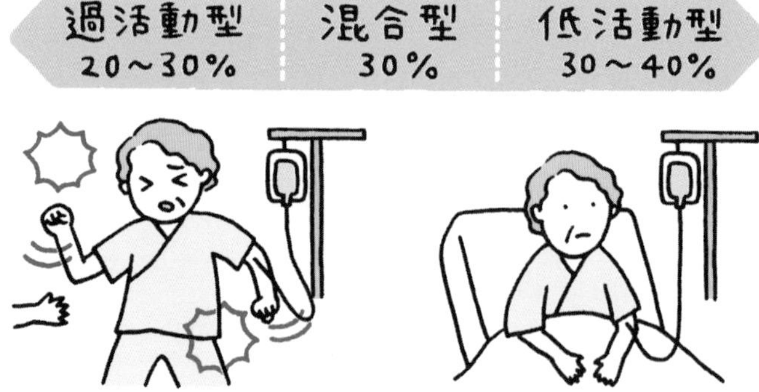

せん妄になるとなぜいけないの？

患者さんがせん妄になると、ドレーンや点滴の自己抜去といったトラブルを起こしやすくなります。その結果、腹腔内の感染を起こしたり、身体抑制を余儀なくされて肺炎などの合併症が増えたり、場合によっては入院が長引いたりもします。

また、せん妄になった患者さんとなっていない患者さんを比較すると、せん妄になった場合は退院後の死亡リスクが２倍、施設入所が2.4倍、認知症が13倍になるなど長期予後に影響を及ぼすという報告もあります[1)]。

せん妄はなぜ起こるの？

せん妄を引き起こす原因には、**準備因子、促進（誘発）因子、直接因子の３つがあり、これらが重なることで発症する**とされています（図1）。

準備因子
- 高齢（70歳以上）
- 認知症・認知機能低下
- アルコール多飲
- せん妄の既往
- 脳の疾患や既往（脳梗塞など）
- ベンゾジアゼピン系睡眠薬・抗不安薬の内服

↓

促進（誘発）因子
- 身体的苦痛：疼痛、絶食、不眠、難聴、視力障害、安静臥床、ルート類の拘束感など
- 環境の変化：入院、ICU、病棟や病室の移動、騒音、明るさなど
- 心理的ストレス：不安、恐怖、孤独など

↓

直接因子
- 感染（発熱）、脱水、低酸素、電解質異常、貧血、高血糖、手術侵襲、脳血管障害、臓器不全など
- 薬剤（ベンゾジアゼピン系、非ベンゾジアゼピン系睡眠薬、抗不安薬、抗コリン薬、ステロイド、オピオイド、抗ヒスタミン薬、H2ブロッカーなど）

↓

せん妄発症

図1 せん妄を引き起こす３つの原因

せん妄が起こったらどうすればいい?

1 せん妄の評価

せん妄が疑われた場合、まずは客観的に評価することから始めます。ここでは一般病棟の看護師用に開発された「せん妄スクリーニング・ツール(Delirium Screening Tool：DST)」を紹介します（表1）[2)]。

2 せん妄の原因を取り除く

せん妄の原因とは、前述した準備因子、促進（誘発）因子、直接因子です。準備因子はもともと患者さんがもっている性質なので変えることができませんが、促進（誘発）因子、直接因子はできるだけ取り除きます（図2）。直接因子は治療に関することが多いため、医師への報告、相談も必要です。

●促進（誘発）因子
- 疼痛 ➡ 鎮痛薬を投与
- 難聴・視力障害 ➡ 補聴器・眼鏡を使用
- ルート類の拘束感 ➡ モニターやフットポンプなど可能であれば外す

●直接因子
- 発熱 ➡ 解熱薬を投与
- 脱水 ➡ 輸液を行う
- 低酸素 ➡ 酸素吸入を行う
- 貧血 ➡ 輸血を行う

図2 取り除くことができる促進（誘発）因子、直接因子

3 自己抜去を予防する

せん妄によってドレーンなどの自己抜去が起こると患者さんの命にかかわることもあるため、自己抜去が起こらないように工夫する必要があります（☞ Q63）。

4 薬物療法

せん妄の治療においては、今までに紹介した非薬物療法が重要で、薬物

表1 せん妄スクリーニングツール（DST）（文献2より転載）

A：意識・覚醒・環境認識レベル

現実感覚

夢と現実の区別がつかなかったり、ものを見間違えたりする。例えば、ごみ箱がトイレに、寝具や点滴のビンが他のものに、さらに天井のシミが虫に見えたりするなど。
①ある　②なし

活動性の低下

話しかけても反応しなかったり、会話や人とのやりとりが億劫そうに見えたり、視線を避けようとしたりする。一見すると“うつ状態”のように見える。
①ある　②なし

興奮

ソワソワとして落ち着きがなかったり、不安な表情を示したりする。あるいは点滴を抜いてしまったり、興奮し暴力をふるったりする。時に、鎮静処置を必要とすることがある。
①ある　②なし

気分の変動

涙もろかったり、怒りっぽかったり、焦りやすかったりする。あるいは、実際に泣いたり、怒ったりするなど感情が不安定である。
①ある　②なし

睡眠・覚醒リズム

日中の居眠りと夜間の睡眠障害などにより、昼夜が逆転していたり、あるいは、一日中、明らかな傾眠状態にあり、話しかけても、ウトウトしていたりする。
①ある　②なし

妄想

最近新たに始まった妄想（誤った考えを固く信じている状態）がある。例えば、家族や看護師がいじめる、医者に殺されるなどと言ったりする。
①ある　②なし

幻覚

幻覚がある。現実にはない声が聞こえる。実在しないものが見える。現実的にはありえない、不快な味や臭いを訴える（口がいつもにがい、しぶい。イヤな臭いがするなど）。体に虫が這っているなどと言ったりする。
①ある　②なし

B：認知の変化

見当識障害

見当識（時間・場所・人物などに関する認識）障害がある。例えば昼なのに夜と思ったり、病院にいるのに自分の家だと言うなど、自分がどこにいるかわからなくなったり、看護スタッフを孫だと言うなど、身近な人の区別がつかなかったりするなど。
①ある　②なし

記憶障害

最近、急激に始まった記憶障害がある。例えば、過去の出来事を思い出せない、さっき起こったことも忘れるなど。
①ある　②なし

C：症状の変動

精神症状の発症パターン

現在ある精神症状は、数日から数週間前に急激に始まった。あるいは、急激に変化した。
①ある　②なし

症状の変動性

現在の精神症状は一日のうちでも出たり引っ込んだりする。例えば、昼ごろは精神症状や問題行動なく過ごすが、夕方から夜間にかけて悪化するなど。
①ある　②なし

▼

せん妄の可能性あり

【検査方法】

1）最初に、「A：意識・覚醒・環境認識レベル」について上から下へ「①ある②なし」についてすべての項目を評価する。
2）次に、もし、A列において、ひとつでも「①はい」と評価された場合「B：認知の変化」についてすべての項目を評価する。
3）次に、もし、B列において、ひとつでも「①はい」と評価された場合「C：症状の変動」についてすべての項目を評価する。
4）「C：症状の変動」のいずれかの項目で「①はい」と評価された場合「せん妄の可能性あり」、ただちに、精神科にコンサルトする。

★注意：このツールは、患者面接や病歴聴取、看護記録、さらに家族情報などによって得られる全情報を用いて評価する。さらに、せん妄の症状は、1日のうちでも変転するため、少なくとも24時間を振り返って評価する。

患者さん氏名　　　　　　　　　　様　（男・女）

（年齢　　　歳）

身体疾患名（　　　　　　　　　　　　）

検査年月日　　　年　　　月　　　日

療法は第一選択ではありません。しかし、興奮すると与薬が困難となることもあるため、不穏時の指示が出ている場合は早めに薬物を使用します。

せん妄の薬物療法には、興奮を鎮める薬（抗精神病薬：セレネース®、リスパダール®、セロクエル®など）と、せん妄の促進因子となる不眠に対する薬（睡眠薬：デエビゴ®、ベルソムラ®、レスリン®など）があります。

注意すべきなのは睡眠薬としてもっとも一般的なベンゾジアゼピン系睡眠薬（レンドルミン®、ブロチゾラムなど）、非ベンゾジアゼピン系睡眠薬（マイスリー、ゾルピデムなど）はせん妄を悪化させる可能性があるため、せん妄を悪化させない睡眠薬（デエビゴ®、ベルソムラ®、レスリン®など）を選択するということです。

5 患者さんを不安にさせない対応を行う

興奮している患者さんを前にすると、つい強い口調になってしまうこともあるでしょう。しかし、看護師の対応によっては患者さんの不安が増強してせん妄が悪化する可能性があります。せん妄は一時的な脳の働きの乱れで、現状を理解しづらい状況であるため、患者さんの言っていることを正すよりも、訴えを否定せずに聞くなど患者さんを不安にさせない対応を心がけます。

文献

1) Witlox, J. et al. Delirium in elderly patients and the risk of postdischarge mortality, institutionalization, and dementia: a meta-analysis. JAMA. 304(4), 2010, 443-51.
2) 町田いづみ．精神神経医学せん妄スクリーニングツール．医学のあゆみ．211（9），2004，895-6.

Q 55 術後初めて飲水するときは、かならず飲水テストが必要ですか？

飲水テストは明確な定義がない

“飲水テスト” という用語は臨床の看護現場ではよく聞きますが、調べてもはっきりとした定義が出てきません。日本麻酔科学会の “安全な鎮静のためのプラクティカルガイド” には「飲水開始時は、かならず看護師が介助し安全を確認する」という記載があります[1)]。

また、ナーシングスキルの “気管支鏡検査” の項目には「水分摂取開始時に飲水テストを実施し、むせ込みがないことを確認する」、“術後翌日〜回復期のケア” の項目には「経口摂取が可能な段階になった場合は、飲水から開始し、むせこみや嘔気などの症状の有無を評価する」と記されています。

これらをみると飲水テストは「全身麻酔後や鎮静後に初めて飲水する際に、誤嚥などの異常がないかを確認する」ということになるでしょうか。

飲水テストはどうやって行えばいい？

飲水テストの定義がはっきりとしないこともあって決まった方法はないようですが、おもに誤嚥を防止するという目的なので、ベッドサイドで簡易的に嚥下機能を評価する「水飲みテスト」が参考になります。

水飲みテストとは、水を嚥下させて誤嚥の症状（むせや呼吸状態の変化）をみる検査です。いくつかの方法があり、飲水量は 3〜100mL と幅広いですが、一般的に日本で行われている方法は 3mL の冷水を使用する方法です（改訂水飲みテスト）。また、水飲みテストの際にパルスオキシメーターを装着し、SpO_2が2%以上の低下がみられた際に異常と判断するという方法もあります（ただし誤嚥したからといってSpO_2が低下するわけではないという否定的な意見もあります）。

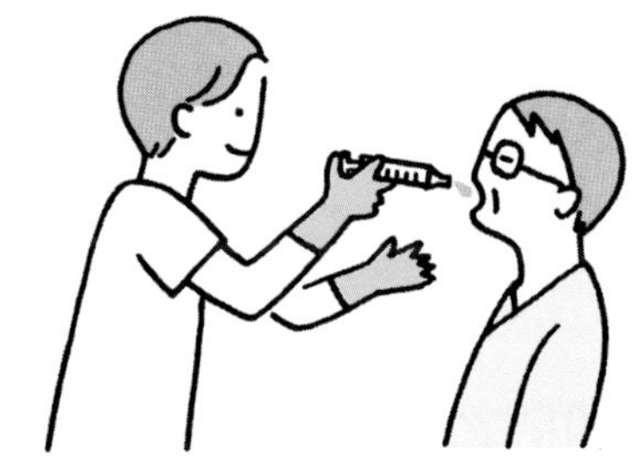

水飲みテストと同じように飲水テストも「まずは少量の水を飲んでもらい、むせや呼吸状態の変化をみる」という方法で行うといいでしょう。

飲水テストは必要？

術後は全身麻酔時の気管挿管で、挿管チューブのカフが喉の粘膜を傷つけ、腫脹や知覚鈍麻から嚥下障害になることがあります。48時間以上気管挿管していた場合には、30〜50%の患者さんに嚥下障害が発生したという報告もあります[2)]。つまり全身麻酔で手術をした患者さんは全員嚥下障害のリスクがあるため、術後の飲水テストは必要です。

また、上部消化管内視鏡検査やERCP（内視鏡的逆行性胆管膵管造影）、気管支鏡検査、経食道心エコー検査などでは咽頭麻酔を行うため、麻酔が効いている間は嚥下機能が低下して誤嚥しやすくなります。そのため検査後1〜2時間は絶飲食になります。咽頭麻酔を行った検査後に初めて飲水する際にも飲水テストが必要です。

文献

1）日本麻酔科学会．安全な鎮静のためのプラクティカルガイド．https://anesth.or.jp/files/pdf/practical_guide_for_safe_sedation_20220111.pdf（2024年2月閲覧）．

2）Barker, J. et al. Incidence and impact of dysphagia in patients receiving prolonged endotracheal intubation after cardiac surgery. Can J Surg. 52(2), 2009, 119-24.

Q 56

消化器術後の食事が、流動食などから5分粥、7分粥と変わっていくのは意味がありますか?

術後の長期間の絶食は、実は逆効果だった!

これまで、消化器の術後は数日間の絶食後に流動食→3分粥→5分粥→7分粥→全粥→普通食と段階的に、慎重に食事形態をアップさせていくのが一般的でした。なぜこのような段階食が行われていたかというと、消化管運動が低下することで起こる麻痺性イレウスや、固形物を食べることで吻合部に圧がかかり縫合不全になるのを予防するためです。しかし段階食のシステムは実はエビデンスに基づいたものではなく、昔からの慣習で行われていた部分が大きかったのです。

最近では術後の絶食期間はできるだけ短くという考え方が一般的になってきました。早期に経口摂取を行うほうが消化管の動きが刺激されて消化管運動の回復が早まり、麻痺性イレウスになりにくいとされています。また食事が消化管内を通過することで吻合部の耐圧能が高まり、縫合不全にもなりにくいということがわかってきました[1)]。つまり、今まで慣習的に

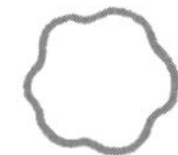

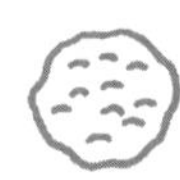

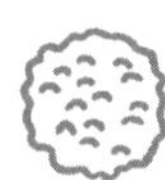

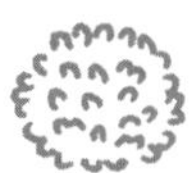

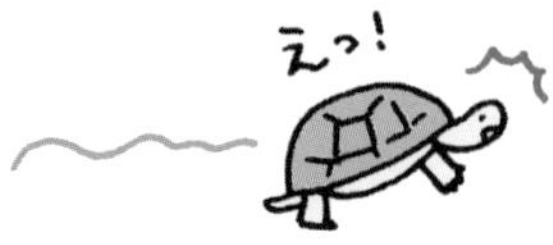

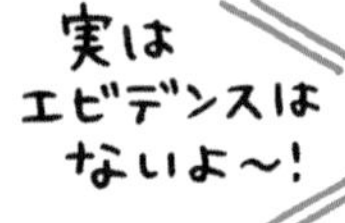

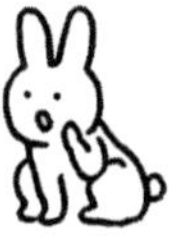

行われてきた長期間の絶食は、むしろ回復を遅らせて合併症を増やしていたかもしれないということです。

現在は段階食を見直し、より早く普通食を目指す傾向に

早期経口摂取が推奨されはじめたことに伴い、術後の段階食についても見直されています。海外のガイドライン（ERAS プロトコール）では、結腸切除は術後４時間で経腸栄養剤を飲ませて術後１日目の朝から普通食を開始する方法が推奨されており、段階食の概念がなくなっています[2)]。胃切除では術後１日目から経口食の開始を推奨していますが、食事形態には言及していません[3)]。膵頭十二指腸切除では術後４時間で経口摂取を開始すべきであり、段階食のメリットはない[4)]と記載があります。

日本では術後４時間で経腸栄養剤を飲ませるような極端な管理をしている施設はまだ少ないでしょうが、経口摂取を早く開始して段階食のステップ数を少なくするという方法をとっている施設は増えています。例えば、胃切除では術後２～３日目から流動食を開始し、３分粥や７分粥をスキップして１～2 日ごとに５分粥→全粥とアップさせるといった具合です。

ちなみに流動食、３分粥、５分粥、７分粥、全粥の違いはなんでしょうか。主食は米と水分の割合で決まっていますが（表1）、副食の食品や調理方法は病院ごとの判断に委ねられています。

表1 米と水分の割合

全粥	米：水＝1：5
7 分粥	米：水＝1：7
5 分粥	米：水＝1：10
3 分粥	米：水＝1：20
重湯	お粥を炊いたときにできるお粥の汁

文献

1) Fukazawa, J. et al. Early postoperative oral feeding accelerates upper gastrointestinal anastomotic healing in the rat model. World J Surg. 31(6), 2007, 1234-9.
2) Gustafsson, UO. et al. Guidelines for perioperative care in elective colonic surgery: Enhanced Recovery After Surgery (ERAS®) Society recommendations. Clin Nutr. 31(6), 783-800.
3) Mortensen, K. et al. Consensus guidelines for enhanced recovery after gastrectomy: Enhanced Recovery After Surgery (ERAS®) Society recommendations. Br J Surg. 101(10), 2014, 1209-29.
4) Lassen, K. et al. Guidelines for perioperative care for pancreaticoduodenectomy: Enhanced Recovery After Surgery (ERAS®) Society recommendations. Clin Nutr. 31(6), 2012, 817-30.
5) 丸山道生．術後の食事と代謝栄養．外科と代謝．49(5)，2015，191-8.

Q 57 シャワー浴と入浴はいつから開始できますか？

術後48時間経過すればシャワー浴が可能

昔は、皮膚切開を伴う手術においては、抜糸までの間は毎日創部を消毒とガーゼ交換を行い、この間は入浴・シャワー浴は禁止というのが常識でした。しかし創傷治癒のメカニズムの解明や消毒薬の効果に関するエビデンスの蓄積により、この20年間で術後の創部管理は大きく変わり、シャワー浴・入浴の考え方についても変わりました。

現在は、術後48時間経過すればよいとされています。一次縫合した創部（縫合して閉じられた創部）は48時間で上皮化が完成し、外から細菌が侵入して創感染を起こす危険性がなくなるとされています。そのため術後48時間以降は、防水などを行わずにシャワー浴が可能です。

術後患者440例を対象に、術後48時間後にシャワー浴を行った群と行わなかった群を比較した研究では、創感染の発生率はシャワー浴群1.8%vs. 非シャワー群2.7%（P＝0.751）で感染率に差はありませんでした[1)]。

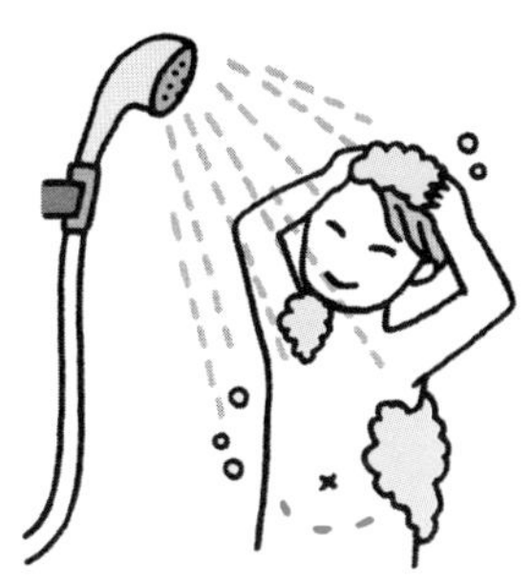

ドレーンが入っている場合は?

ドレーン挿入部をフィルム材などで防水すれば、シャワー浴を行ってよいとする意見が多い[2]です。中には挿入部を被覆しないでシャワー浴を行い、逆行性感染を起こさなかったという報告もあります[3]。特に縫合不全等で長期にドレーン留置を余儀なくされるような場合は、シャワー浴は清潔を保つ意味もありますが、気分的にも爽快感が得られるため、積極的に行ってもよいと思います。その際、ドレーンの事故抜去には十分に注意しましょう。

入浴はいつから?

入浴についてもシャワー浴と同じように術後48時間経てば入ってもよいという意見が多いです。

皮膚科で外来小手術を受けた患者275例を対象に、術後早期（24時間以内）に創部の被覆なしで入浴させた群141例と創部を被覆して入浴させた群81例、入浴させない群53例を比較した結果、SSI発生率は入浴被覆なし群0.7%vs.入浴被覆あり群1.2%vs.未入浴群7.5%で、入浴被覆なし群が未入浴群よりも有意にSSIが少なかった（P=0.02）[4]という研究報告もあり。

文献

1） Hsieh, PY. et al. Postoperative Showering for clean and clean-contaminated Wounds: A Prospective, Rondomized, Controlled trial. Ann Surg. 263(5), 2015, 931-6
2） 日本創傷治癒学会 ガイドライン委員会編．創傷治癒コンセンサスドキュメント．全日本病院出版会．東京，2016，164-5.
3） 霜垣美由紀ほか．術後閉鎖式ドレーン挿入部を被覆しないで実施するシャワー浴の試み．日本感染看護学会誌．5（1），2008，36-40.
4） 高橋明仁ほか．皮膚科外来手術患者の術後早期入浴─手術部位感染との関連についての検討─．日本皮膚科学会雑誌．118(10)，2008，1947-52.

第4章

ドレーン編

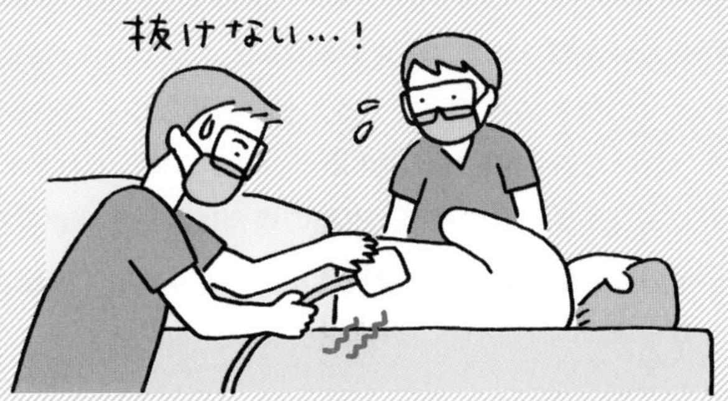

Q 58

情報ドレーンと予防的ドレーンの違いがよくわかりません。

一般的に、ドレーンは挿入する目的別に情報ドレーン（インフォメーションドレーンともいう）、予防的ドレーン、治療的ドレーンの３つがあります。ここでは消化器外科領域のドレーンを例に挙げて、情報ドレーンと予防的ドレーンの違いを解説します。

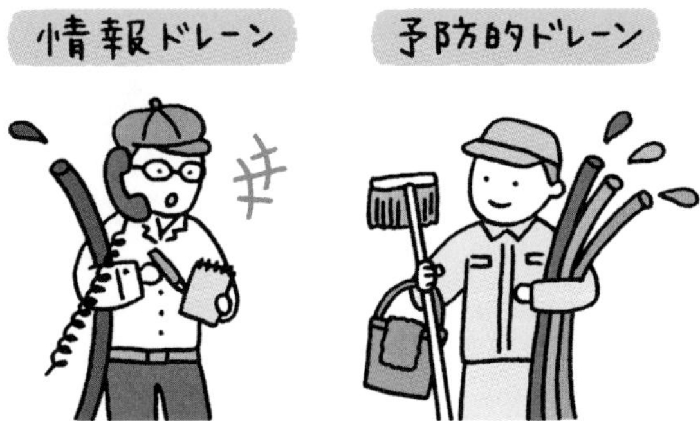

情報ドレーン

消化器外科手術でもっとも多いのがこの情報ドレーンで、「お腹の中で起こっていることを知らせる」目的で入れます。

手術を終えてお腹を閉じてしまうと、もしお腹の中で出血していたり、臓器同士をつないだ部分が破綻（縫合不全）してしまってもわかりません。しかし、ドレーンを入れていれば、出血の場合はドレーンから血が排出され、縫合不全の場合はドレーンから便汁が出てくることで異変が起こっているとわかります。

●情報ドレーンでわかること：縫合不全、術後出血、膵液・胆汁・リンパ液の漏れなど

予防的ドレーン

予防的ドレーンは「体内に悪い影響を及ぼす液体が貯留しないようドレナージする」ために入れます。わかりやすいように具体例を挙げて説明します。

1 食道がん術後の頚部ドレーンと胸腔ドレーン

食道がんの術後に頚部ドレーンと胸腔ドレーンを入れるのは、リンパ節郭清による出血や滲出液が貯留するのを予防するためです。

食道がんの手術は頚部の傷の下で残った食道と胃をつなげることが多いですが、もしも頚部ドレーンが入っていないと吻合部の近くに血液や滲出液が貯留します。それが感染すると吻合部にも炎症が波及して縫合不全になる可能性があります。

また、もし胸腔ドレーンが入っていなかったら、胸水が溜まっていって肺が虚脱して呼吸状態が悪化する可能性があります。

2 腹膜炎術後のドレーン

腹膜炎の場合、特に広範囲に便汁で汚染された場合の術後は多いときで7本くらいのドレーンが入ることがあります。もちろん手術の最後に徹底的に腹腔内を生食で洗浄しますが、それでも汚染された腹水が残っている可能性があるため、たくさんのドレーンを入れておきます。もしドレーンがないと、汚染された腹水が感染して腹腔内の膿瘍になる可能性があります。

3 膵頭十二指腸切除術後の膵管チューブ、胆管チューブ

膵管チューブや胆管チューブは、膵臓と空腸の吻合部、胆管と空腸の吻

合部の減圧と狭窄を予防するために留置します。もしもドレーンがないと、吻合部に圧がかかって縫合不全を起こしたり、膵液や胆汁が停滞して膵炎、胆管炎を起こす可能性があります。

Q 59 ドレーン排液が血性の場合はどうしたらいいですか?

術後出血が疑われる場合の対応方法

1 まずはバイタルサインを測定

ドレーン排液が血性の場合は、いうまでもなく術後出血がもっとも疑われます。ただし、術直後の場合はドレーン排液が血性に近いことも多く、見分けがつきにくいこともあります。まずはバイタルサインを確認し、ショック状態でないかどうかを判断しましょう。

「血圧が低下していないから大丈夫」という人もいますが、表1[1]をみるとわかる通り、血圧低下は出血量1,500〜2,000mLとかなり出血しないと起こりません（頻脈で代償します）。せん妄、末梢冷感や顔面蒼白、頻脈、頻呼吸などのほうが早期に変化が現れるため、血圧以外の症状にも注意を払うことが重要です。

2 ドレーン排液の色調を確認

一般的に動脈性出血は鮮紅色、静脈性出血は暗赤色といわれていますが、腹腔内にいったん貯留したものが排出された場合は動脈性出血でも暗赤色になることがあるので、色調だけで動脈性出血と静脈性出血を見分けるのは難しいです。

静脈性出血は脈圧が高くないので自然止血できることも多いですが、動脈性出血は自然止血できないことが多く、再手術や動脈塞栓術（TAE）※による止血術が必要になります。

※ TAE：カテーテルを使用した経動脈的塞栓術。

表1 ATLSによるクラス分類（文献1をもとに作成）

	クラスⅠ	クラスⅡ	クラスⅢ	クラスⅣ
出血（%）	＜ 15	15〜30	30〜40	＞ 40
出血量（mL）	＜ 750	800〜1,500	1,500〜2,000	＞ 2,000
意識状態	**不穏**	**不安か興奮**	**不安、興奮、意識低下**	**混迷、意識消失**
呼吸数（回/分）	**14〜20**	**20〜30、あくび、ため息**	**＞30〜40**	**＞35**
脈拍（回/分）	＜ 100	**100〜120**	**120〜140（微弱）**	**＞140（非常に微弱）**
毛細血管再充満時間（秒）	変化なし	**遅い（＞2秒）**	**遅い（＞2秒）**	**測定不能**
四肢末梢	変化なし	**蒼白**	**蒼白**	**蒼白で冷たい**
顔色	変化なし	**蒼白**	**蒼白**	**灰色**
収縮期血圧（mmHg）	変化なし	変化なし	**低下**	**非常に低下**
拡張期血圧（mmHg）	変化なし	上昇	**低下**	**非常に低下か測定不能**
尿量（mL/時）	＞ 30	20〜30	5〜15	＜ 5

太字は変化の現れる項目。

3 出血量を確認

動脈性出血であれ静脈性出血であれ、1時間あたりの出血量が再手術を行うかどうかの目安になります。一般的にドレーンから1時間あたり100mL以上の出血量があれば再手術を要するとされています。しかし、ドレーンが凝血塊で閉塞すると実際は出血していてもドレーン排液量が少なくなることがあります。その場合はドレーンからの脇漏れが増えたり、腹部膨満の急激な増悪、腹膜刺激症状（血液による腹膜刺激）などの症状が生じます。

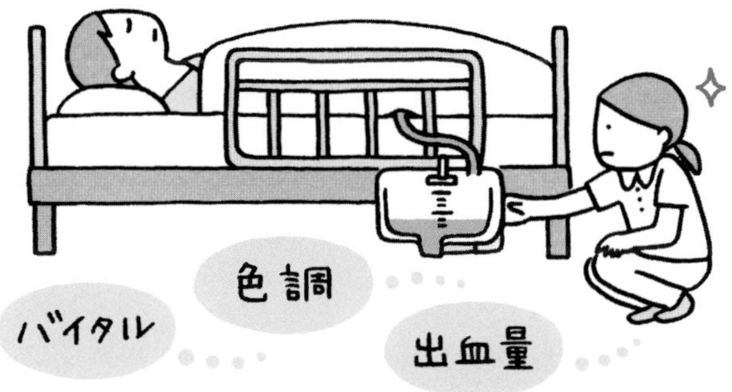

術後出血の治療

治療には保存的止血、動脈塞栓術（TAE）、再手術があります。TAEか再手術かの明確な選択基準はありませんが、急激にバイタルサインが悪化しているような場合は再手術が選択されることが多いです。

大量出血時に看護師はどうすればいい？

20G以上の太い留置針で末梢ラインを２本確保し、細胞外液補充液やアルブミン製剤、輸血を投与します。そして動脈塞栓術や再手術の準備を行います。バイタルサインが許せば超音波検査や造影CTで出血箇所を調べることがあります。

医師の指示があればドレーンをクランプすることもあります。それによって腹腔内圧を高めて出血量を減少できる可能性があります。しかしクランプすることで出血量の評価ができなくなることや、腹腔内に残した血腫が感染する可能性もあるため、かならず医師の指示があった場合のみ行うようにしましょう。

文献

1) Mutschler, M. et all. The ATLS(®) classification of hypovolaemic shock : a well established teaching tool on the edge? Injury.2014, 45(3),35-8.
2) 清水喜徳．術後出血で押さえなければならない四つのポイント．LiSA．22 (6)，2015，612-5.

Q 60 ドレーンの脇漏れが多いときはどうしたらいいですか？

脇漏れの原因を把握する

最近は閉鎖式ドレーンを使用することが多いので、基本的にはドレーンからの排液はバッグ内に回収されます。しかし、ドレーン挿入部の脇から排液が漏れることがあります（脇漏れ、伝い漏れ、染み出しなど施設によって言い方が異なりますが、ここでは“脇漏れ”で統一します）。

まずは脇漏れの原因を探しましょう。ドレーンが脇漏れするには、①ドレーンの閉塞や屈曲、②携帯用低圧持続吸引ドレーンバッグの陰圧がかかっていない、③ドレーンが抜けかけている、④ドレーン排液量が異常に多い、⑤ドレーン挿入部の瘻孔が大きい、などの可能性が考えられます。

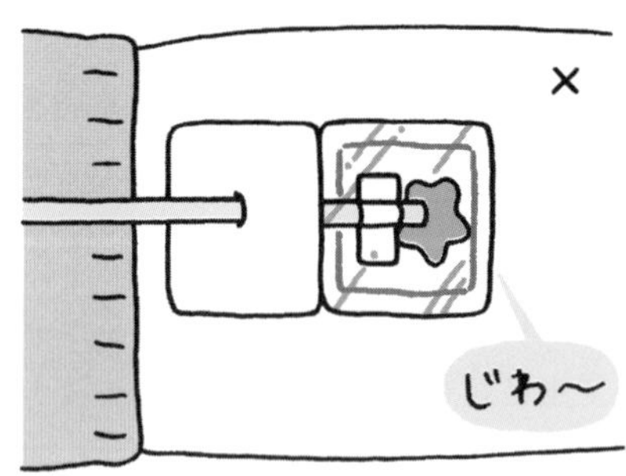

1 ドレーンの閉塞や屈曲

ドレーンが体の下敷きになっていたり、凝血塊によって閉塞してしまうことがあります。また、テープ固定の部分で折れ曲がっていたり、体位

（座位など）で折れ曲がることもあるため、テープ固定の状況はかならず確認します。

2 携帯用低圧持続吸引ドレーンバッグの陰圧がかかっていない

携帯用低圧持続吸引ドレーンバッグとは、バッグに陰圧をかけて排液を吸引するドレーンバッグのことです。商品名でいうとJ-VACやSBバックですね。このタイプは陰圧をかけるとバッグが圧縮し、陰圧が解除されると膨らむものが多いです。またバッグが排液で満杯になると、それ以上排液が回収できない状態となります。これらが原因で陰圧がかかっていないためにドレナージが効果的に行えず、脇漏れをきたすことがあります。

3 ドレーンが抜けかけている

ドレーンが抜けかかっていて側孔が体外に出ているというケースもあります。側孔が完全に体外に出ている場合はわかりやすいですが、側孔が皮下レベルにある場合はよくわからないこともあるため、その場合はX線写真でドレーンの位置に変化がないかを確認します。

4 ドレーン排液が異常に多い

排液量が異常に多い場合には、ドレーンから回収しきれない排液がドレーン挿入部の脇漏れとして出てくることがあります。例えば、胸腔内の胸管や腹腔内の乳び槽に近い腹腔動脈周囲や傍大動脈リンパ節を損傷した場合は1日数リットルのリンパ液が胸腔内や腹腔内に漏れ出ることがあります。他にも骨盤内の手術時に尿管や膀胱損傷をきたし尿が腹腔内に漏れ出していたり、肝硬変患者では大量の腹水が貯留することがあります。

5 ドレーン挿入部の瘻孔が大きい

ドレーン挿入部の皮膚切開が大きすぎる場合にも脇漏れすることがあります。

ドレーンの脇漏れの対応方法

まずは原因を明らかにして、原因に応じた対応を行います。また、脇漏れがあるとドレーンの固定テープが濡れて剥がれやすくなります。固定テープの剥がれは事故抜去につながるため、適宜交換するのがいいでしょう。

文献

1) 本多通孝．外科周術期 掟と理論．京都，金芳堂，2022，125-7.

Q 61 腹腔内ドレーンの抜去時は何に注意すればいいですか？

ドレーン抜去時に注意すべきこと

1 ドレーン抜去困難

側孔のあるドレーンを長期間留置すると、大網や脂肪組織が側孔からドレーン内腔に入り込んで抜去困難を起こすことがあります。特にJ-VACやSBバックなどの陰圧ドレーンでは大網などの引き込みを陰圧で増長する恐れがあるため、陰圧ドレーンはかならず陰圧を解除してからドレーンを抜去するようにします。

抜去困難が起こった際に無理矢理引っ張ると、臓器損傷、出血、ドレーン破損・遺残などをきたす可能性があるため絶対に行ってはいけません。過去に報告された事例では、開腹や腹腔鏡補助下でドレーンを抜去しています。

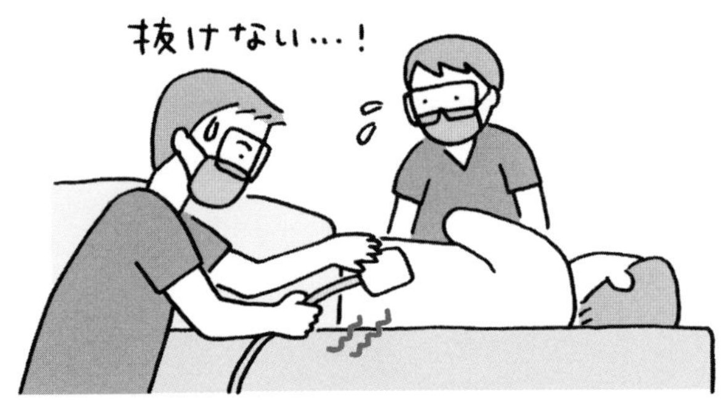

2 腹腔内臓器の脱出

ドレーン抜去困難と同じ原理で、大網や脂肪組織がドレーンの先端に入り込み、抜去に伴ってドレーンに牽引されて体外に脱出することがあります。脱出物は大網や脂肪組織だけではなく、腸管や卵管ヘルニアの報告もあります。

陰圧ドレーンの場合は陰圧を解除してからドレーンを抜去する必要がありますが、その対応を行っても脱出をきたしているケースがあります。

3 出血・臓器損傷

ドレーン抜去時に血管や臓器損傷をきたすことがあるので、抜去後しばらくはドレーン抜去孔から出血や腸液の流出、バイタルサインの異常がないかを観察しましょう。

4 抗血栓薬の内服による出血

抗血栓薬（抗血小板薬・抗凝固薬）を内服している患者さんは、ドレーン抜去時に出血をきたすことがあります。そのためドレーン抜去までは内服を中止して抜去翌日から再開する、抗血栓薬の内服再開後にドレーン排液の性状が血性にならないのを確認してからドレーンを抜去するなど、慎重な対応が必要です。

5 ドレーン破損・遺残

抜去困難なドレーンを無理矢理抜去すると、ドレーンが破損して腹腔内に残ってしまうことがあります。抵抗がある場合は無理矢理抜去しないことがもっとも重要ですが、抜去後に先端部に破損がないかどうかも確認しておきましょう。

6 発熱

長期間留置していたドレーンの抜去後に反応性の発熱をきたすという説

もありますが、そのメカニズムはよくわかっていません。このケースの発熱は半日から１日で自然に解熱します。

Q 62

胸腔ドレーン抜去は吸気時？ 呼気時？ 創部の閉鎖方法も先生によって違います。正しい方法は？

胸腔ドレーン抜去のタイミングに決まりはない

胸腔ドレーン抜去直後に患者さんが息を吸い込んでしまうと胸腔内が陰圧になり、ドレーンを抜いた穴から空気が入って肺が虚脱し、気胸を発症する可能性があります。そのため胸腔内が陽圧になったタイミングでドレーンを抜去するほうがいいと考えられています。患者さんに深呼吸をしてもらい、最大吸気時に呼吸を止めてもらい、その間にドレーンを抜去する方法が一般的です。

しかし、抜去後の気胸の発生率について最大吸気時と最大呼気時で比較した研究では、両者に差はみられませんでした[1)]。そのため、最大呼気時に抜去している施設や、息こらえをしながら抜去する方法（バルサルバ手技ともいう）を行っている施設などさまざまです。各施設で慣れた方法で行えばいいでしょう。

吸って！
どんどん
吸って～！
もっと吸って、
吸って～
まだ吸って～！
吸わせ
すぎ～！
スーッ

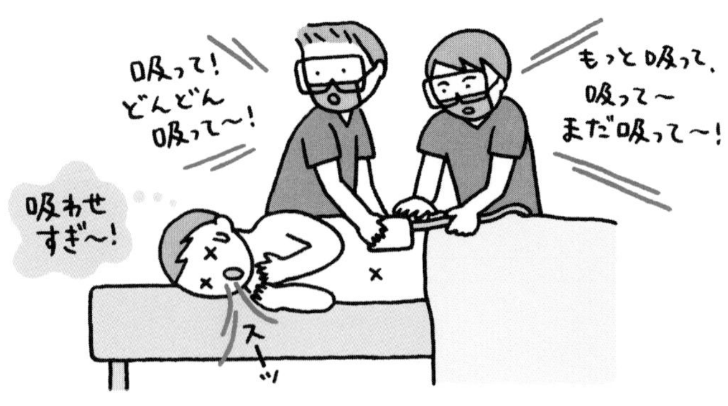

創部の閉鎖方法

ドレーン抜去時はドレーンを抜去する医師と閉創する医師の２名が必要です。ドレーン抜去とともに抜去部をガーゼや指で圧迫して閉創しますが、閉鎖の方法は、局所麻酔をして抜去部を縫合閉鎖する、ドレーン留置の際にあらかじめ縫合糸をかけておいて抜去直後にこれを結紮する、縫合せずにフィルムドレッシングなどの創傷被覆材を貼付する、ワセリンなどの軟膏を塗布したガーゼで被覆するなど、担当医師によって異なります。

創部が完全に閉鎖されているか慎重に観察し、不十分な場合はただちに追加の閉鎖処置を行う必要があります。

文献

1) Bell, RL. et all. Chest tube removal: end-inspiration or end-expiration? J Trauma. 2001, 50(4), 674-7.
2) 軽米寿之．胸腔ドレーン．INTENSIVIST，8 (3)，2016，547-56.

Q 63 ドレーンを自己抜去されたら、どう対応したらいいですか？

自己抜去と事故抜去

患者さん自身が引っ張って抜いた場合を「自己抜去」、移動時などに引っかかったりして思いがけずに抜けてしまった場合を「事故抜去」といいます。事故抜去は自己抜去を含む包括的な意味合いで使用されることも多いです。

自己抜去が起こった際の対応手順

1 バイタルサインと腹部所見を観察

自己抜去にかかわらず、ドレーン抜去時には側孔などに大網がはまり込んで癒着することなどで抜去が困難になったり、周囲組織が損傷して出血や臓器損傷などの合併症を起こす可能性があります（Q61）。自己抜去によってドレーンを無理矢理抜去することでこれらのリスクを高める場合があるため、それらが生じていないかをアセスメントするためにバイタルサイン測定と腹部所見の観察を行います。

2 ドレーン先端を確認

無理矢理ドレーンを抜去すると、ドレーンが途中でちぎれて体の中に残ってしまうことがあります。これを遺残といいます。その場合は、再手術で遺残を取り除く必要があるため、自己抜去した際はかならずドレーンが先端まで抜けているかを確認します。

3 ドレーン抜去部を観察

ドレーン抜去部から出血や臓器損傷による便汁や消化液などの排出がないかどうかを観察し、清潔なガーゼを当てておきます。

4 医師に報告

ドレーンが自己抜去されたことを速やかに医師に報告し、指示を仰ぎます。

抜去後の治療

ドレーンが留置されている目的によって、ドレーンを緊急で再挿入しないといけないのか、そのまま経過観察するのかが変わります。ドレーンは目的別に、情報ドレーン、予防的ドレーン、治療的ドレーンの３つがあります。情報ドレーンと予防的ドレーンについては Q58 で解説しました。治療的ドレーンとは、汚染されたものを排出するためのドレーンで、例えば縫合不全で腹腔内に漏れ出た消化液を体外に排出する場合などが、それにあたります。

情報ドレーンや予防的ドレーンは基本的には再挿入することはありませんが、治療的ドレーンは緊急で再挿入が必要になることがあります。

ドレーン抜去の予防策

1 しっかりと固定する

自己抜去の危険性が高い場合は、テープ固定を２カ所以上で行ったり、広範囲にフィルムドレッシングを貼ったりしてしっかり固定します（図1）。使用するテープは粘着力が強く、伸縮性のあるものが適しているでしょう。

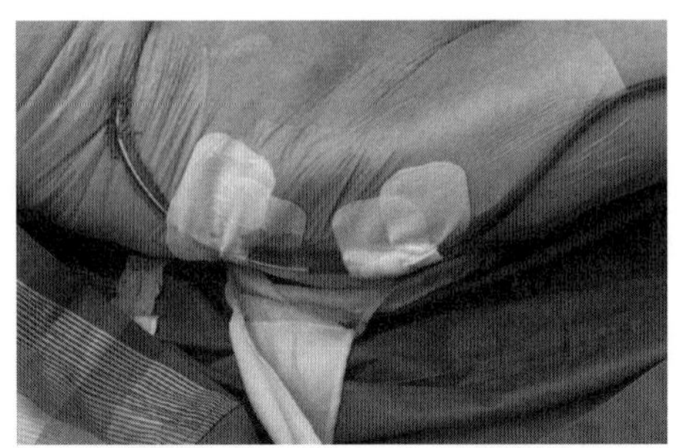

図1 抜去を防ぐドレーン固定方法

２カ所でテープ固定し、広範囲にフィルムドレッシングを貼付する。

2 患者さんが物理的にドレーンに触れられないようにする

ドレーンを腹帯で保護したり、つなぎの服にしてズボンの裾からドレーンのチューブを出したりすることもあります。

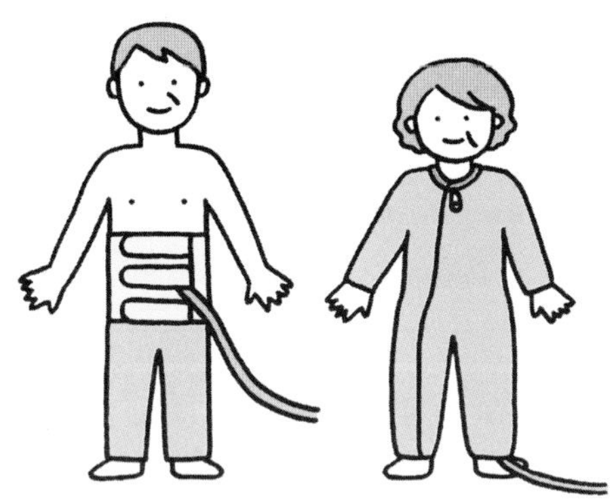

3 せん妄を予防する

術後せん妄によって自己抜去してしまうケースが多いため、せん妄予防に努めます。

4 ドレーンの早期抜去を検討

自己抜去の危険性が高い場合には、医師と相談してドレーンの早期抜去を検討します。

1分で解説
Q
64

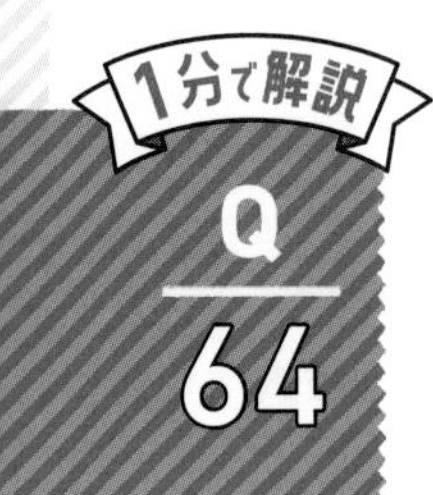

患者さんが腹腔内ドレーンを途中まで抜去したのですが、どうしたらいいですか？

腹腔内ドレーンを完全に自己抜去した場合の対応はQ63で解説しましたが、途中まで抜いた場合はどうしたらいいかという質問ですね。

この場合にやってはいけないことは、看護師が抜かれたドレーンを押し込むことです。押し込むことで臓器損傷や出血が起こる可能性がありますし、一度腹腔外に出て不潔になったものを腹腔内に戻すことで感染し、腹腔内膿瘍を起こす可能性もあります。

対応としては、途中まで抜かれたそのままの位置でドレーンを固定して、すぐにドクターコールしましょう。

先生、
ドレーンが
抜けています
ベロン

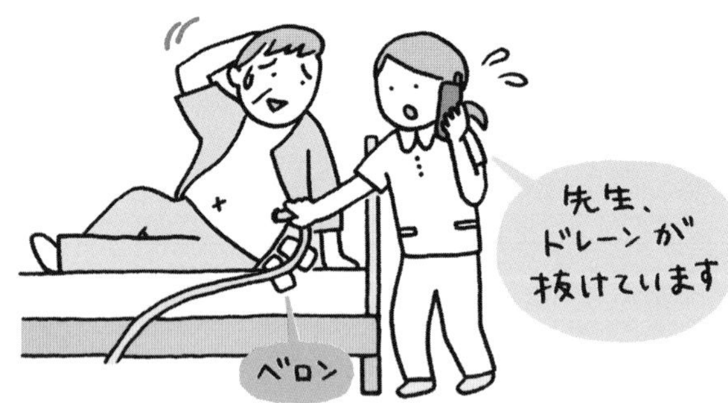

Q 65 縫合不全になった患者さんの記録によく書かれている「瘻孔化」って何ですか？

瘻孔化とは

縫合不全が起こると、吻合部の近くにドレーンの先端を留置して吻合部から漏れ出た腸液などをドレナージ（体外に排出）します。腸液が腹腔内に広がると汎発性腹膜炎になって重篤化するため、ドレーンで体外に排出することで腹膜炎になるのを防いでいます。

しかし、ドレーンは体にとっては異物であるため、ドレーン挿入部の周囲には炎症が起こります。炎症が治まってくると線維化組織、簡単にいえば“かさぶた”ができます。つまり、かさぶたによって吻合部と皮膚の間をつなぐトンネルができるのです。

この、臓器と臓器の間をつなぐトンネルを瘻孔といいます。瘻孔は、腸管（小腸や大腸）と皮膚の瘻孔である人工肛門（ストーマ）や胃と皮膚の瘻孔である胃瘻、気管と皮膚の瘻孔である気管切開といったように治療のために作成するもの、病的にできるもの、自然にできるものなどさまざまです。

瘻孔化とは瘻孔ができることを意味します。縫合不全で瘻孔化するまでの期間はだいたい術後2〜3週間といわれています。瘻孔化すれば、ドレーン抜去後も腸液が腹腔内に広がる心配がなくなります。

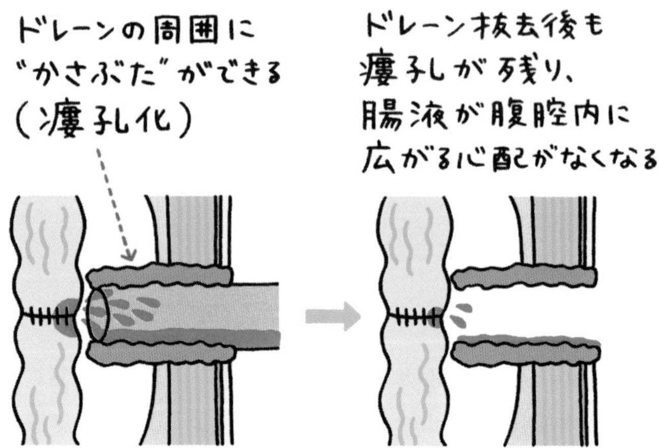

瘻孔化しているかどうかは造影検査で確認

瘻孔化が完成しているかどうかは造影検査で確認します。もともと入っているドレーンを造影用カテーテルに入れ替えて、そこから造影剤を注入して一直線に吻合部まで造影されれば瘻孔化は完成していますが、造影剤が腹腔内に広がった場合はまだ瘻孔化していないということになります。このときに腸管内に造影剤が入ったように映し出されれば、縫合不全であることがわかります。

文献

1) 夏目誠治．ドレーンは語る．大阪，メディカ出版，2016，168.

先生のカルテによく記載されているcavityって何ですか？

縫合不全を起こした場合、吻合部の近くにドレーン先端が留置されていれば吻合部から漏れ出た腸液が腹腔内に広がらずに、汎発性腹膜炎になることを防ぐことができます。しかし、ドレーンが適切に留置されていたとしても、腸液が１滴残らず完全にドレナージができるわけではありません。吻合部の近くには少し腸液が漏れ出てしまい、造影検査をすると袋状に造影されます。それを cavity（キャビティ）と呼びます。

cavity の中に確実にドレーンを挿入して良好なドレナージを続けていけば、cavity は次第に小さくなっていき、最終的にはなくなって吻合部まで一直線に造影されます。その状態になれば確実に瘻孔化ができているので、あとはドレーンを細く浅くしていくことで瘻孔も狭くなっていき、最終的に縫合不全部が自然閉鎖します。

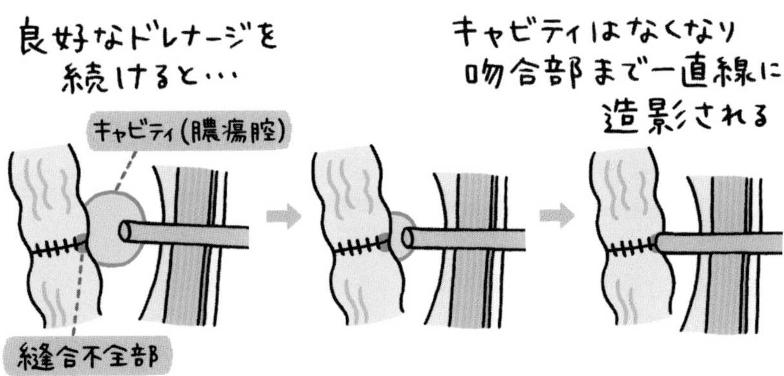

第４章 ドレーン編

文献

1） 夏目誠治．ドレーンは語る．大阪，メディカ出版，2016，168．

Column 02

ERAS（イーラス）

本書でたびたび登場するERASという言葉について知っておく必要があります。ERASはenhanced recovery after surgeryの略で、日本語では「術後回復力強化」といい、エビデンスに基づいた周術期管理法を集約してプログラム化したものです（図1）[1]。

このプログラムに基づいて周術期管理を行うことで術後合併症の減少、入院期間の短縮、経費の削減などの効果があるとされています。

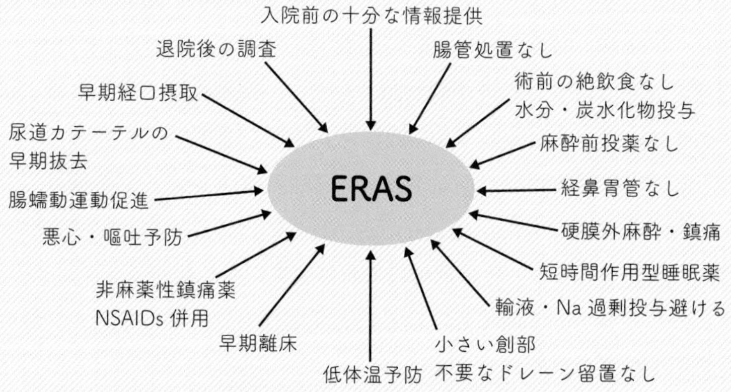

図1 ERASの図解（文献1から引用）

ERASは2000年代初頭に北欧で生まれた概念です（米国でも同じような概念はあり、fast track（ファスト トラック）と呼ばれていました）。それまで周術期管理といえば、代々伝わる経験的な方法が行われていました。例えば手術の数日前から患者さんを絶食させて術後も1週間の絶食を強いたり、術後イレウスを予防するためにお腹を温めたりしていました。しかし、ERASが広まってからそうしたエビデンスのない方法は消えていきました。

現在の周術期管理方法はERASに基づいて行われていることが多いため、看護師もERASの内容を知っておくことは非常に重要です。

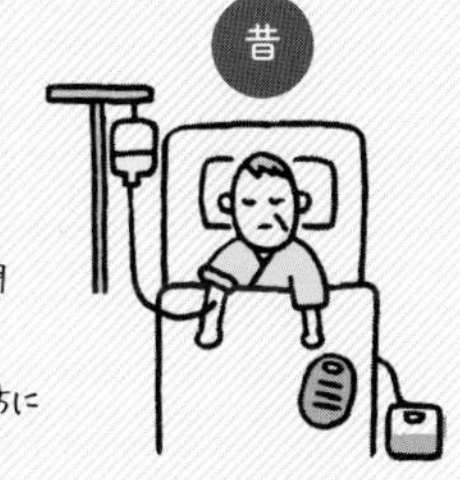

今
術後1日目から
食事開始
イレウス予防は
酸化マグネシウム
・大建中湯
創部もドレーンも消毒しない
手術前日に入院して
手術当日に絶食
プレメディなし
歩いて出棟

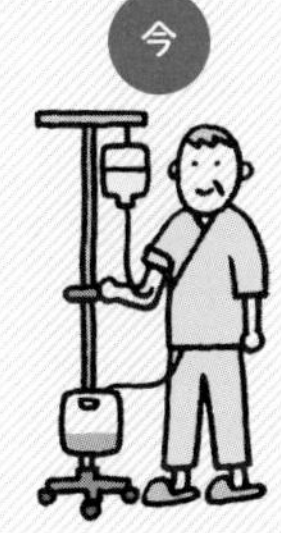

ERASは2005年に初めて結腸切除術のガイドラインとして公表され、2023年10月現在では麻酔管理も含めて23の手術に関するガイドラインが出されています。ここでは待機的結腸・直腸手術の最新版（2019年）をご紹介します（表1）[2)]。

表1 待機的結腸・直腸手術のガイドライン（文献2をもとに作成）

項目		内容	エビデンスレベル	推奨度
術前				
1. 情報提供		ルーチンで周術期に関する情報提供を行う	中	強
2. 術前最適化	リスク評価	手術に耐えられる状態かを評価するツールはいくつかあるが、エビデンスは低い	低	強
	禁煙	呼吸器と創部の合併症を避けるために少なくとも4週間前には禁煙する	高	強
	禁酒	アルコール乱用が術後合併症を増やす可能性があるが、エビデンスは低い	低	強
3. プレハビリテーション		リハビリ（運動的介入）を行うことで術後合併症を減らせる可能性がある（特に術前からフレイルやサルコペニアの患者には有効）	低～中	弱
4. 栄養管理	栄養スクリーニング	低栄養は術後合併症と死亡率の増加と関連するため、栄養状態の評価と低栄養患者には少なくとも7～10日栄養療法を行う	低	強
	術前栄養		中	強
5. 貧血のスクリーニングと治療		貧血はすべての合併症と死亡率を増加させる可能性があるため、術前に治療しておく	高	強
6. PONV予防		PONVのリスク因子を持つ患者には予防的に制吐薬を使用し、それでもPONVが発生した場合には種類の異なる制吐薬を使用する	高	強
7. 麻酔前投薬		抗不安薬などの投与は術後の回復を遅らせる可能性があるため、ルーチンでは使用しない	中	強
8. SSI予防	静脈内抗菌薬	皮膚切開の60分以内に投与する	高	強
	経口抗菌薬	機械的腸管処置（MBP）を行う患者には、経口抗菌薬を投与	低	弱
	皮膚消毒	クロルヘキシジンアルコールによる消毒	高	強
	その他	消毒剤によるシャワー、定期的な除毛などはエビデンスが低い	低	弱
9. 腸管処置		機械的腸管処置はルーチンで使用するべきではないが、直腸手術では有効な可能性がある	高	強

10. 術前輸液管理	水分と電解質の不足、または過剰な状態を補正しておく必要がある	中	強
11. 術前絶飲食と炭水化物負荷	水分は麻酔導入の2時間前まで、食事は6時間前まで摂取可能	高	強
	炭水化物負荷はインスリン抵抗性を改善する（糖尿病患者には推奨されない）	中	強
術中			
12. 麻酔管理	短時間作用型の麻酔薬を使用し、早期覚醒させる	低	強
13. 術中輸液管理	過剰輸液は避け、ゼロに近いIN/OUTバランスを目指す（体重2.5kgを超える過剰輸液は避ける）	高	強
	高リスク患者や大きな血管内喪失を伴う手術は目標指向型輸液療法（GDFT）で管理する	高	強
14. 術中低体温予防	体温をモニタリングし、36℃以上に維持するように積極的に保温する	高	強
15. 術式	腹腔鏡下手術など低侵襲手術を行う（一般的な合併症、創部の合併症、癒着の減少などの利点がある）	高	強
16. ドレーン	ルーチンの留置は推奨されない（ドレーン留置が縫合不全、死亡率、創部感染、再手術率などを減少させなかった）	高	強
術後			
17. 経鼻胃管	ルーチンの留置は推奨されない。麻酔導入時の誤嚥防止で留置した場合は麻酔覚醒前に抜去する	高	強
18. 術後の鎮痛	オピオイドを避け、硬膜外鎮痛または末梢神経ブロックなどと組み合わせて多角的鎮痛を行う	中	強
	開腹手術では鎮痛、インスリン抵抗性やタンパク質分解の抑制に効果があるため硬膜外鎮痛を推奨（腹腔鏡手術では使用しないことを推奨）	高	強

19. 血栓予防		弾性ストッキング、間欠的空気圧迫法（IPC）、術後 28 日間の抗血栓療法を行う	高	強
20. 術後輸液管理		ゼロに近い IN/OUT バランスを目指す（術後 4 時間以内に経口摂取を開始できるため、通常輸液は必要ない）	高	強
21. 尿道カテーテル		尿閉リスクの低い患者は早期に抜去。尿閉リスク（男性、硬膜外鎮痛、骨盤手術などはリスク高）に応じて1～3 日間の留置を推奨	高	強
22. イレウス予防		オピオイドを避ける、低侵襲手術、経鼻胃管の除去、過剰輸液を避けるなどを組み合わせて予防する	高	強
		酸化マグネシウム、大建中湯、コーヒー	低	弱
23. 血糖コントロール		血糖値の上昇は術後合併症を増加させるため、高血糖は回避する	中	強
24. 栄養管理	経口摂取の再開	術後 4 時間から可能。再開が遅くなると感染性合併症増加と回復の遅れが生じる	中	強
	免疫栄養	低栄養患者には術後の感染性合併症を減少させる可能性あり。標準的な栄養剤よりも推奨（害なし）	低	強
25. 早期離床		長期のベッド上安静はさまざまな合併症と関連しているため、早期離床を推奨	中	強

文献

1） Fearon, KCH. et al. Enhanced recovery after surgery：a consensus review of clinical care for patients undergoing colonic resection. Clin Nutr. 24(3), 2005, 466-77.

2） Gustafsson, UO. et al. Guidelines for Perioperative Care in Elective Colorectal Surgery: Enhanced Recovery After Surgery (ERAS®) Society Recommendations: 2018. World J Surg. 43(3), 2019, 659-95.

索引

●著者紹介

久保 健太郎（くぼ けんたろう）

地方独立行政法人 大阪市民病院機構 大阪市立総合医療センター 医療安全管理部

2006年大阪医専看護保健学科卒業、大阪府済生会吹田病院入職。消化器外科病棟、混合外科病棟での勤務を経て、2013年大阪市立総合医療センター消化器外科・内科病棟。2021年より現職。
主な著書に、「消化器に配属ですか？！」「かんテキ消化器」（メディカ出版）、「先輩ナースの看護メモ」「先輩ナースが書いた看護のトリセツ」「先輩ナースが書いた看護の鉄則」「看護のギモン」（照林社）など多数。（編著含む）

●医学監修紹介

西口 幸雄（にしぐち ゆきお）

地方独立行政法人 大阪市民病院機構 大阪市立総合医療センター 病院長

1982年大阪市立大学医学部卒業、大阪市立総合医療センター消化器センター長、大阪市立十三市民病院病院長などを経て、2022年より現職。
主な著書に、「ストーマ用語らくわかり事典」（メディカ出版）、「新型コロナウイルス感染症対応BOOK」「消化器外科医の頭の中」（照林社）など多数。（監修、編集含む）

術前術後ケアの疑問、３分で解説します！
ー術前絶飲食、オペ室への申し送り、術直後の観察、鎮痛薬の使用方法、ドレーン管理……病棟ナースがほんとに知りたいことをまとめました

2024年７月１日発行　第１版第１刷

著　者　久保 健太郎
医学監修　西口 幸雄
発行者　長谷川 翔
発行所　株式会社メディカ出版
〒532-8588
大阪市淀川区宮原３－４－30
ニッセイ新大阪ビル16F
https://www.medica.co.jp/
編集担当　江頭崇雄
編集協力　一居久美子／光島やよい／中倉香代
装　幀　市川 竜
イラスト　楠木雪野
組　版　株式会社明昌堂
印刷・製本　日経印刷株式会社

ISBN978-4-8404-8503-6　Printed and bound in Japan

当社出版物に関する各種お問い合わせ先（受付時間：平日9：00～17：00）
●編集内容については、編集局 06-6398-5048
●ご注文・不良品（乱丁・落丁）については、お客様センター 0120-276-115